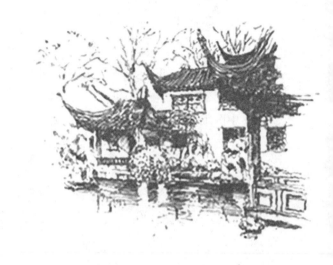

乡村医疗 实录丛书

约会中医
乡村医生行医手记

梅松政 著

U0200285

学苑出版社

图书在版编目（CIP）数据

约会中医：乡村医生行医手记/梅松政著．—北京：学苑出版社，2019.12

ISBN 978 – 7 – 5077 – 5845 – 0

Ⅰ.①约…　Ⅱ.①梅…　Ⅲ.①中国医药学－农村卫生－医疗保健事业－概况－中国　Ⅳ.①R2

中国版本图书馆 CIP 数据核字（2019）第 243715 号

责任编辑：黄小龙

出版发行：学苑出版社

社　　　址：北京市丰台区南方庄 2 号院 1 号楼

邮政编码：100079

网　　　址：www.book001.com

电子邮箱：xueyuanpress@163.com

销售电话：010 – 67601101（销售部）、010 – 67603091（总编室）

印 刷 厂：北京画中画印刷有限公司

开本尺寸：880×1230　1/32

印　　　张：6.625

字　　　数：153 千字

版　　　次：2019 年 12 月第 1 版

印　　　次：2019 年 12 月第 1 次印刷

定　　　价：48.00 元

特别提醒

本书所载处方，未在正规医师指导下，请勿擅自使用！

自　序

　　20世纪70年代，我出生在川南一个偏远小山村的贫困农民家庭。我自小体弱多病，所以很小就有学医的心愿。我在重重困难中，从连年"打光脚板"考不上一名初中生的村小脱颖而出，进入初中大门，又经过自己的努力，终于如愿以偿地学习了中医中药。

　　20世纪80年代，我在村小求学，距小升初毕业考试前一个多月，不慎受伤致右肘关节脱臼，不得不休学在家养伤。村医帮我诊疗的过程，也让我对中医药有了基本认识。

　　几周没上学的我竟然考上了初中。读初中期间，我拜师开始学中医。接下来的几年里，我对县、乡、村医疗行业逐渐有所了解。见识了农村医疗的种种怪象："神医"猖獗，村民健康意识淡薄、就诊意识"一团乱"，村级医疗机构和医生准入千奇百怪、村医竞争白热化，村民对真假医生傻傻分不清，基层医生和村民钟爱输液治病等。看到这些后，我坚定地去做更多疾病知识宣传，努力钻研学习更多诊疗方法，以求真切地为病人服务。

　　行医20多年来，我总结了比较多的临证验案，也常常思考基层中医药事业发展方面的问题。国家越来越富强，民众越来越富有，医疗设施越来越先进，医务人员水平越来越高，农村老百姓健康需求日益提高，乡村医生，或者说乡村医疗应该有什么样的改革？这是我们亟须解决的一个问题。

本书前五个章节，讲述 20 世纪 80 年代到 90 年代，农村医疗卫生事业发展中的一些真实情况，如基层中医药事业发展"历史沿革"、村卫生室和乡村医生发展历程等；后三个章节，是我对中医药行业发展的一些个人观点、临床经验和对民众看中医的指导等。

我的学历、资历有限，唯有一颗热爱中医的心。在偏远山区从事中医临证工作 20 多年，我深切体验了基层中医成长的艰辛。本书内容大多是我亲身经历的真实情况，对同行和其他相关人士或有参考借鉴意义。鉴于个人水平，书中错漏在所难免，请读者诸君不吝赐教。

梅松政

2019 年 6 月

目　录

第一章　见证乡间医生传承

一、初识"赤脚医生"

20世纪70年代中期，我出生在西南地区一个偏远的小山村。家境贫寒，自小犹如一棵受伤的秧苗，在成长过程经历了来自不同方向、不同级别的风吹雨打，被吹打得东倒西歪、磕磕绊绊、跌跌撞撞。

记忆里，有一年冬季的一个大白天，大雪纷飞，我穿着一双破旧的布鞋，布鞋是母亲用烂得无法再补丁的陈旧衣物做成的。没穿袜子，根本没袜子可穿。走在通往生产队一户人家的小路上，脚崴了一下，右脚后跟冻疮被伤，鲜血直流，那个痛，因寒风凛凛的刺激，不得了。但我，忍着，一直忍着，忍着慢慢地回到家里。那年，我大概五六岁。从那以后，有种痛深深印在我的脑海里，渴望吃饱穿暖和无病无痛的日子早日到来。

在我的记忆里，大约是20世纪80年代初，我们生产队里就有了一名"赤脚医生"。年龄大概40岁左右，他是生产队里唯一能提供西药治疗疾病的医生，群众称他为防保医生。

当年，全生产队共有20多户人家，每户人家人口数量不等，全生产队共有130人左右。那时，刚实施土地从集体承包

约会中医

转为个人联产承包。有的家庭逐渐摆脱了缺粮食吃困境，他们靠勤劳和"动脑筋"变得有饭吃；有的家庭依旧处于缺衣少食困境之中，要么因家庭成员常年疾病缠身，要么思维意识不足，"不动脑筋"，大面积"广种"不考虑庄稼成长过程所需化肥等，当然，根本没钱购买化肥，最终导致劳力出了，舍力不讨好，依旧"薄收"。

"赤脚医生"一家，两个大人，孩子比较多。他家男主人"有手艺"（生产队的群众把医生诊疗看作是一门手艺），过得好，不缺粮食吃。还未进学堂的我，在心底里对"赤脚医生"一家非常羡慕。毕竟，人家兄弟姐妹比较多，有共同的语言，能一家人常常坐在一起，或围在一起，摆摆谈谈，其乐融融。当然，主要的是他家男主人"有手艺"，女主人会当家，一家人不愁吃穿，有病能治疗。在我心中，他家便是生产队里最富裕家庭了。

从群众和家人摆龙门阵的内容中，我略知一些"赤脚医生"的诊疗方法。家里存放着相对较少的一些西药，比如，去痛片、安乃近片、复方阿司匹林片（当年叫作 APC）等。不管大人还是家长带着的小孩前去看病，"赤脚医生"根据患者情况，将药片或整片整片的组合在一起，一包一包的卖给病人回去服用；或将几种药片组合在一起磨碎，一包一包地平均分装成多包，让病人带回去服用。这种方式被称作"配药"，"赤脚医生"、防保员或多或少都会"配药"。病情稍严重者，"赤脚医生"会采取打针（肌肉注射）＋口服药模式为病人治疗。

据后来的群众讲，那些年的"赤脚医生"配药一般不会有处方，甚至有的"赤脚医生"家里从来没有处方笺。久而久之，村民对诊疗疾病有了一些口头禅，"生病了，就到'赤脚医生’那里配几顿（次）药或几包药吃""头痛发烧，阿司匹林两包，见效不见效，责任尽到""大木通，小木通，金钱草，兔儿风，生姜二两，两瓣火葱"等，这些口头禅成了那个时期"赤脚医生"留给老百姓最深的印象。

在我的记忆里，吃一天药大概需1角多钱。打一针，加上吃点药，需1元钱左右。大多数社员不识字或识字不多，生产队能有这样一个"可识字、会打针、能配药"的"赤脚医生"，几乎是全生产队乃至全大队群众的健康福音了。

常常见识"赤脚医生"一家子生活，在我心里有了"我家有个'赤脚医生'家人，多好啊"的想法。这大概是我后来成为一名医生的原始因素。

二、"新医生"

我刚就读小学时，生产队多了一名新的医生。他主要从事西医诊疗。据大人们讲，前来请他"开刀（手术）"的病人比较多。后来，也有人说他会看中医。

从大人们口语中得知，这名医生并未真正系统学习过人体解剖学、感染学等。据一些熟悉"新医生"的社员讲述，"他主要是有胆子（不怕晕血等），能跟（病）人割九子疡（颈部淋巴结病变）、割烂疮、搞接科（骨折复位）等"。与此同时，为病人提供打针、服用西药等诊疗服务。

母亲有次突然感觉头晕、天旋地转。我跑去请这名"新医生"前来为母亲诊疗，他询问母亲情况后，便给予肌注了一支2毫升天麻注射液，就算诊疗完毕。

那次，"新医生"所表现出来的表情，给了我很深的印象。

在我的记忆里，那些年在生产队或大队里当医生似乎很简单。不需要什么医生资格、营业执照之类。只要有本钱去购进医疗用品、药品等，或多或少认得药品说明书上的字，粗略了解药品的治疗作用等，有胆量，能为病人配药、打针、动刀（手术）之类，便可成为大队里的一名医生。

在我的记忆里，那是我第一次到"新医生"家里。两间普通土坯瓦房，共分为四个小间，作为堂屋那间是两扇合并的大门，堂屋内盛放着厨房的一切设备，堂屋内的一间屋子叫作"巷道"，相当于现在所称的小卧室；堂屋左侧进去那间叫作"伙儿"，相当于现在所说的客厅；客厅内那间叫作"房圈（quān）"，相当于现在所说的主卧室。

　　我从堂屋走到伙儿，看到了"新医生"的诊疗家当，一张办公桌，抽屉里放着七七八八的药品；一个稍大的木箱子，里面放着玻璃注射器、外科用的手术刀、纱布等；有病人需要开刀，要么坐在堂屋内，要么躺在伙儿床上……

　　自"新医生"开始宣称能治病，并为病人治病以来，"赤脚医生"的"生意"便开始萧条，前去请他看病的病人逐渐减少。

　　一名在山前面，一名在山背后；一名年纪大些，一名年轻一些；一名以外科诊疗为特长，一名以看小儿科疾病出名；一名用药胆小量少，一名开刀，用药量大；一名善用语言安抚病人，一名善用医生身份让病人服从；一名半农半医，一名舍农专医；等等。两个医生不知不觉成了对比，成了生产队里的一个标志，甚至是整个大队的一大标志。

　　"周围其他生产队连个草草医生都没有，而你们生产队居然有两个医生，真是福气啊！谁有个三病两痛，请医生真方便"！当年，好多老百姓都这样羡慕地说。两个医生有意无意成了很多民众看病时的选择与对比。

　　在生产队行医几年后，"新医生"名扬四方，前来看病者相继增多。后来，有人提议，建议他搬到街上行医。他随议而去，离开了生产队，离开了小山村。

　　他这一走，成了那个年代从小山村走到街道上或城市里行医的标志。

　　后来，他在街道上居住、行医，信息必然比山里更灵通，更容易成为一名法律上允许的合格医生，可以说是水到渠成，顺风顺水之事。

　　没条件或者说没想到走出去的"赤脚医生"，随着年龄增长，以及几代村民都对他的印象（会看病）比较深，成了生

约会中医

产队里比较有名的老医生。有人建议他收个徒，要不然，等他真正老了，走不动时，生产队乃至大队里没了医生，"小伤小病，不方便"。

三、"赤脚医生"收徒

自"新医生"离开小山村后，"赤脚医生"受年龄制约，逐渐不能及时跟随前来要求上门看病的病人家属出诊。

大概是20世纪90年代初，大队改名为行政村，生产队改名为社（组）。从此，所有社员更名被称作村民。

好像就是那年，村子里其他小组一名30多岁村民前来拜"赤脚医生"为师，学"手艺"，成为"赤脚医生"大徒弟。

据村民们介绍，这名学徒来拜"赤脚医生"为师时，准备了农村拜师应当具备的鞋、袜、衣、帽，以及"拜师费（相当于学费）"等，仪式举行后，还要在"赤脚医生"家门外鸣炮，以示"众人周知，师徒关系建立"。

在我的记忆里，当天确实听到了"赤脚医生"家院坝放了比较响的电光炮。印象中，一般人家，一般事情，放不起比较长、特别响的电光炮。而那天，"赤脚医生"家门外传来的电光炮声确实很响。用震耳欲聋来形容不为过，毕竟，包括我在内的小孩们，一年四季不容易听到一次这样的鞭炮声，甚至几年听不到这样的鞭炮声。除非，逢年过节，有钱亲戚前来为已故老人拜坟；或者，每遇佳期，漂亮姑娘婆家前来迎嫁；或者，在春节期间，哪家嫁出去的姑娘回娘家拜新年。除此，偶尔听到的火炮声，都是那种"啪啪啪"响几下就结束的土火炮声响，最为常见的便是春节期间，一些说财神的，将一串原本有二三十个土火炮分为几串来燃放，有时仅能听到几声声响就结束。

平时，包括我在内的小孩，特别喜欢捡火炮玩。前往有人放火炮的地方，将没爆破的火炮捡来，要么就地点燃爆破，要么拿回家在坝子里放爆，享受着鞭炮瞬间爆炸带来的一种快乐。若捡到已不能直接引爆却未爆炸的火炮，我们也会带回家里，将引线上面的纸块慢慢撕掉，露出还未燃烧的火药，用火柴引燃，享受火药燃烧带来的刺激。

"赤脚医生"收徒那天，不是上学时间，听到他家突然传来长时间比较响亮的鞭炮声，我心底里有种想飞奔到他家捡火炮的冲动。可，瞬间，平时人们所说的那句话"砰"地一下子打消了我的冲动，"他家（人），小气的很"！还有大人们讲述那些捡火炮不小心受伤的场景，摁下了我去捡火炮的冲动。

从那年开始，我常常看到师徒二人形影不离地背着小药箱来来去去穿梭在前往村民家中的小路上。农忙季节，徒弟都会来帮助"赤脚医生"一家干农活；逢年过节，徒弟要给"赤脚医生"送来过节礼物。

那种亲亲热热的师徒关系，深深地印在我的脑海里。

我想，要是我是那个徒弟，多好啊！可以跟着师傅到更多的人家，了解外面的世界，获得更多好吃的食物……

我又想，要是我是那个师傅（"赤脚医生"），多好啊！受人尊重，家里人能吃饱饭，农忙时，有人前来帮助干活……

四、师徒行医

后来，我出其不意地考上了初中。一名和我在村里小学上学的本生产队同级村民，没考上初中。他的家人安排他到附近一个村小举办的农中班学习。

大概学习两年后，他没继续去就读，准做是初中肄业了，也叫作脱（文）盲了。听说，他的家人准备让他去拜"赤脚医生"为师，学医术。

在我的记忆里，我读初中的时候，"赤脚医生"所教徒弟取得真经"谢师"了。从此独立背着小药箱模仿着师傅，在村子里为村民看病。

他家离村小比较近，相当于在整个村的中心地段。一些村民知道他"谢师"了，能看病之后，有小伤小病便前去请他看病。"相对于他师傅家，他家近点，少走些路。"村民这话是实话。

"赤脚医生"的徒弟"谢师"后，我就很少看到徒弟前去师傅家。或许，是徒弟确实忙于出诊；或许，真是"徒弟谢师，老师讨口"。

几年后，"赤脚医生"的徒弟在周围小有名气。假期里，我跟随家人干农活时，就很少看到"赤脚医生"徒弟家那个方向的村民前来请他看病了。

那年，我脑海里莫名其妙地浮现出，曾经就在隔壁的"新医生"，在村子里行医的情景；"赤脚医生"年轻时，在村子里行医的辉煌；"赤脚医生"的徒弟，如今正风风火火地走向"名医生"道路上；还有，那个想拜"赤脚医生"为师的我的同学，不知未来之路在何方。

约会中医

我读初中的三年时间里，"赤脚医生"与他的大徒弟，聚拢了两大患者阵营。"赤脚医生"家以南的病人，多数都请"赤脚医生"诊疗；大徒弟家以北的病人，多数请大徒弟诊疗；有时，一些病人不知是啥原因，"越界"请他们师徒二人就诊；甚至，徒弟邻居要去请师傅看病，师傅邻居要去请徒弟看病；等等。

偶尔，村子里的"吃瓜群众"拉着嗓门高声评议他们师徒二人，"他（徒弟）老师那个人迂酸，随便哪个找他看病，总是慢条斯理，人家（病人）痛得要死，他却不慌不忙。有时，晚上背娃儿去他家看病，看家狗狂吠，他半天不起床。最主要的是，口味还刁，这样不吃，那样不吃。他（赤脚医生）的徒弟那个人，脚头子轻，人家随喊随到，不管白天，还是晚上，只要听到有人喊，就知道有人痛，他比病人家人还心慌，又不择食，煮啥吃啥"。

听到"吃瓜群众"这番话后，我对农村医生多了些不一样的理解。

五、徒弟收徒

"赤脚医生"徒弟经过几年的临床实践，成为村子里有名的医生。

据传，在这几年里，读农中那名同学的家人一直邀投"赤脚医生"，希望他收自己的孩子为二徒弟。好像是"赤脚医生"对他家不感兴趣，一直未答应。

后来，有人提议，让他孩子去投师"赤脚医生"徒弟，当徒弟不行，做徒孙总可。听从他人建议，他以及他的家人开始向"赤脚医生"徒弟靠拢。逢年过节，送礼物去；遇到农忙，前去帮忙；逢人便说，他有手艺。

经过差不多一年的时间，终于打动了"赤脚医生"徒弟芳心，同意收纳他家孩子为徒。

然而，"赤脚医生"听说徒弟要招收徒弟，心存不爽。让熟悉徒弟的村民给徒弟捎话去，"没我同意，岂敢收徒"！

村子里那些专门嚼舌根的人，形象地笑谈道，"他家那个娃儿，去给'赤脚医生'当徒儿，人家不要，现在去当徒孙，人家不准"。

他家的孩子一下陷入"投师无门"的困境中。有高人为他家指点："哪有敬不活的菩萨，忍气吞声，常常去，总有一天会接纳的。"

他使出吃奶的力气，反反复复前去靠拢"赤脚医生"大徒弟，"毕竟，周围没有好的医生招学徒；孩子一年比一年大了，没得点手艺，以后怎么过啊?!"

之后，有人跟他说："你不能光对'赤脚医生'徒弟好，还应该对'赤脚医生'好，只有他们师徒二人对你家娃儿有好印象，才会（投师）成功。"

他似乎一夜之间明白了什么。从此，整天父子二人一并，要么在"赤脚医生"家，要么在徒弟家，帮助干农活，讨好师徒二人。

功夫不负有心人。经过反复地两地、两家、两人讨好师徒二人。大概在我读完初中的那年，他的孩子终于获得"赤脚医生"背后允许，成为"赤脚医生"徒弟的徒弟。

自此，他开始像他的师傅当年与师爷学手艺那样，天天穿梭在自己家与师傅家的路上。而他的父亲，继续穿梭在去往"赤脚医生"家的路上，要么帮助干农活，要么将家里好吃的东西给人家送点过去。

记忆里，农村村民心中所谓好吃的东西，主要是比较稀少的鸡蛋。因为，很多农户吃不起饭，哪有粮食喂鸡呢？鸡少，鸡蛋必然少，少了自然就稀奇了。俗话说得好，物以稀为贵。

还有，烧酒也是村民所谓好吃的东西之一。一方面，粮食稀缺，烤（酿）酒的人比较少；另一方面，缺粮食吃的人多，哪有粮食或钱去打（买）酒喝。

当然，劳力也是一种好东西。农忙季节，谁愿意丢着自己家的农活不干，去帮别人干农活。

村民常常看到农中同学的家人，提着鸡蛋或（和）烧酒往"赤脚医生"以及他徒弟家走，或者父子俩一并拿着农用工具前往两家，帮助干农活。其实，"吃瓜群众"悄悄地议论着："他（农中同学）家，其实比较困难，也缺粮食吃，钱就不用说了。"

这对师徒与上代师徒相比，要年轻很多，并且文化水平要高些。在家人的掺和下，差不多一年时间，就算"学艺成功"，农中同学终于取得真经，谢师了。

六、徒孙行医

"赤脚医生"的徒孙向徒儿谢师后，便开始独立行医。

这样，生产小组里再次有了两名医生。无非，这两名医生年龄有比较大的悬殊。一个近50岁，一个近20岁；一个是师爷，一个是徒孙；一个是曾经不愿意带徒儿的师爷，一个是历尽千辛万苦才成为医生的徒孙；一个家里还算富裕，一个家里较为拮据。

随着"赤脚医生"的徒孙就在他眼前开始为他人看病，他们师徒孙三人开始成了整个村子里"吃瓜群众"闲谈对象。

有赞叹他们师徒孙三人的："当医生，要年轻，脚头子轻（有人请，立即动身），就像'赤脚医生'，虽然有手艺（医术），但是走不动了，找他（看病）的人必然少了；他的徒弟，性格温柔，距离村上（村委会）比较近，那些地方人口密集，找他看病的人不少；'赤脚医生'这个徒孙，虽然不是跟他学的，还是学到了一些东西。他还很年轻，继续学习，应该有前途……"

有说风凉话的："哎呀，'赤脚医生'那个徒孙，太窝囊了，要是我，我不会低三下四去求师父和师爷。'赤脚医生'那个徒弟，好像没学到些啥子，看个娃儿病都不行。'赤脚医生'虽然积累了一些经验，但是他那个德性，真不像当医生的人……"

有说中立话的，"哎呀，管他如何，能看得到小伤小病都不得了了！何况……"

从"赤脚医生"之徒孙开始行医以来，生产小组里再次多了一些热闹情景。有村民来找"赤脚医生"看病，"赤脚医

约会中医

生"出诊了，或有事出去了，等不及，转身去请"赤脚医生"的徒孙看；同样，有村民来请"赤脚医生"的徒孙看病，却没遇到他，只好转身去请"赤脚医生"诊疗。也有传言说他们爷、孙二人相互向病人指责对方"诊断错了"。

　　没过几年，我就很少见到了"赤脚医生"的徒弟、徒孙来他家拜年、干农活之类了。甚至有话语传出，他们师徒孙三人间有了小矛盾。

七、师徒三人行

他们师徒孙三人演绎的农村医生传承，闹得正尴尬时。大概是 20 世纪 90 年代中期，我的家乡开始推行撤区并乡行政改革。

据说，从那时起，在村子里当医生，得有相关手续。比如，是防保员的，必须要有防保员相关资质证明；是医学学校毕业回来当医生的，要有相关毕业证；等等。

同时，其他村或更远村的医生开始"动起来""走出去"看病。在村子里，医生有了真正的竞争对象。

在我的记忆里，就是撤区并乡那年，村子里有一名小学毕业生向一名离村子比较远的其他乡的"民间医生"投师学艺。在徒儿的带动下，包括那个医生在内的其他村医生，常常来我们村子为村民诊疗。

"赤脚医生"师徒孙三人不再是村民就医的唯一选择。村民茶余饭后谈论他们的风言风语不知不觉少了很多。毕竟，在他们眼前晃来晃去的竞争对象，不再是自家人，而是远方的客。

后来，我们村上来了一名从很远很远的地方来的医生，常年住在那里为村民看病；那个去往很远很远地方拜师学医的人，也学业有成，回来开始在家里为村民看病。

一下子，整个小山村至少有 5 名医生，在为村民看病。还不算那些只提供草药治病的草药医生以及外乡外村来村子里看病的医生。

从那时起，村子里的医生有了区别。从学医过程分为，读过卫校（医学卫生学校）的医生和没读过卫校的医生；从审批过程分为，有手续的医生和没手续的医生；从年龄构成分为，老医生和年轻医生；从行政区域分为本村医生和外村、外乡医生；从村委会审批过程分为，防保医生和非防保医生；从诊疗方式分为西医医生和草药医生；等等。

一个人口才几百人的小山村，医生如此复杂化，是那个年代乡村医疗留给我的深刻记忆。后来的几年十几年，村子里没了"赤脚医生"师徒孙三人那种模式的传承学医模式了。想学医的人，都得通过就读医学学校才能实现。否则，学了也无用，从 1999 年《中华人民共和国执业医师法》出台开始，没医学专业相应的学历，连参加国家执业医师资格考试的资质都没有，别说行医了。

在我的记忆里，生产队里（后来称作小组和社）的医生传承，大概始于"赤脚医生"，暂时停滞在孙辈"赤脚医生"那里，后来……

第二章 约会中医来之不易

一、中学旁的药铺

　　我就读到五年级，也就是小学毕业班的时候，班上只有16名学生了。其中，有好几名复读五年级的。村上家庭条件较好、学习成绩还行的同龄学生，早已到较远的公社中心小学，或更远的曾经有名的市级先进小学上学去了。那时，要考上初中比如今考大学还难，全区千余名小学五年级毕业生，只招收240名左右初中生。也就是说，每年全区大多数小学毕业生毕业后，除考上初中的和极少数复读小学五年级外，绝大多数孩子的学历就此定格在小学毕业，然后回家务农。

　　记忆里，从我读小学三年级开始，村上的小学连续两年没考上一名初中生，被当地老百姓形象地叫作"年年打光脚板"。有一年，小学旁有一名五年级学生，是在公社中心小学就读的，考上初中回来的那一刻，家长把他打扮得有模有样，我们看到他回来的时候，他走路的样子很像一只大雁，得意扬扬、昂首挺胸、耀武扬威……非常地炫耀，有的家长挨在一起窃窃私语地说，"那个娃儿就是考上初中的，好有出息哦"！

　　而我，在跌跌撞撞和伤病困扰中，以高出录取分数线2分的成绩，成为当年村里小学唯一一个应届生考上初中的人，打

约会中医

破了村里小学应届生连续"打光脚板"的魔咒。

小学毕业考上初中后，我来到中学就读。

学校有走读生和住校生。走读生每天回家，住校生星期六下午回家，每周仅星期天放假。

学校距离我家有 15 公里左右。当我走出深山，第一次来到初中学校，给我的第一印象便是，一个另外的世界。

学校与街道相邻。街道上有卫生院、药店和诊所等。其中，曾经在我家附近的"新医生"就搬来中学毗邻的街道上。

还有一家专门卖中药的药铺，给我的印象比较深。这家药铺由一位老人经营，门店上挂着"某某堂"牌子。我常常看到，老人小心翼翼地看着药柜抽屉里的各种中药片，好像是观察中药片是否生霉、虫蛀等。据街道居民讲，这家药店已经营几十年了，一直以"保证质量"为口碑生存。

这家中药铺是我第一次见到的真正的中药铺。整整齐齐的药柜摆放，干干净净的药房环境，小声地语言交流，慢条斯理地抓药系药，反反复复地叮嘱用药注意事项……

药房中央楼顶上挂着的一个用于捆绑中药的线团，药柜脚下盛放的一个铁制的药臼，柜台上整整齐齐堆着的一沓牛皮纸和一把小小的戥子，以及数不清的贴着药名的抽屉和盛装药品的一些坛坛罐罐，便是整个药房的构造。

偶尔，我上街会看到有人前来药铺抓药，情不自禁地靠近看看，药铺主人和蔼可亲，并不介意像我这样的学生看热闹。多数购药的人都是拿着一张纸，要么是学生用的作业本纸，要么是一张牛皮纸，要么是一张很薄很薄的皮纸，要么就是一张随便撕下来能写字的纸，上面写着一些中药名和剂量，有的字横着写，有的字竖着写，有的字是用钢笔写的，有的字是用毛笔写，有的字是用铅笔写，还有的字用红笔写的。

药铺老板戴着眼镜，认认真真看过处方后，先为购药者讲述一番，或讲的是某种药，药店没有；或讲的是某种药，药量不对；或讲的是某种药与某种药，不能在同一处方呈现；或讲的是某些药，需购药者回去炮制；等等。

征得购药者同意后，他开始在算盘上啪啪啪啪地算着。不一会儿，"三下五除二"就算出了整张处方的价格，或为一元二角，或为二元三角，或为八角……很少有超过十元的。

购药者付款后，他从柜台上拿出一张牛皮纸，摊在柜台另一台面上，仔仔细细地看着纸上的药名和剂量，左手拿着戥子，右手从药柜抽屉里抓药，放在戥子的药盘中，边放边看剂量，少了再抓一点，多了放回去，然后将戥子里称准的药倒在柜台上的牛皮纸上。每一味药都这样认认真真地看，仔仔细细地抓。

偶尔，某种药需放在药臼中捣烂，或杵细。他将这种药称好，慢条斯理地将药倒入药臼内，用药臼杵反复将药杵碎，或杵成所需的药末。要么倒入其他抓好的药中混匀，叮嘱购药者回去，煎煮服用；要么单独用一张适当的纸包起来，叮嘱购药者回去，将煎煮好的中药汁吞服药末，或单独用开水吞服，或用于外敷等。

药店主人包药比较有经验。将牛皮纸四个角往中间一折，很麻利地将整幅药拿在左手里，右手拉着挂在楼顶上的线团线头，很娴熟地就用线左缠一转，右缠一转，上缠一转，下缠一转，整幅药就算扎了起来，并在线头处拴出一个线扣，便于购药者提着回家。

有时，我好奇地看着药柜抽屉上的中药名，他热情地问我，"小伙子（有时叫作同学），你看你认得几个药名吧"？当我表示中药名不好认时，他说，"中医药博大精深，并非轻而

约会中医

易举就能认得的"。因为，抽屉上的中药名，都是繁体字。而我，对繁体字比较感兴趣，常常与他交流繁体字的写法。

有一次，他还给了我几颗枸杞子，让我尝尝中药的"美味"。

或许自小受家境不好、体弱多病以及父亲"长大了，不去学医，就学道士"的口头禅影响，我读初中时，对街道上的医药行业比较关注。

在我的记忆里，当时一个小小的街道上，卖药的药店、看病的诊所就有 20 来家。从同学们口吻中以及很多人看病后描述中，我了解到，街道上的诊所也好，药店也罢，绝大多数主要为患者提供打针和输液治疗服务，只有极少数仅提供口服药物治疗，叫作"某某堂"的中药铺便是街道上唯一一家仅提供中医药服务的药铺。

据说，街道上开业的很多诊所和药店的主人都来自乡村，譬如，从我老家来的"新医生"。

· 20 ·

二、考试插曲

不知是历史原因，还是现实因素，在我的脑海里，有一个深深的烙印："老师最爱学习好的学生"。

而我，因成绩较好，听话（不调皮），常常被老师夸赞。

当年，学校规定，凡期末考试不及格一科，就要交钱补学。不及格一科收 30 元，依此类推，并在第二学期开学前一个月参加补习。

30 元，60 元，90 元，甚至更多，不仅要交钱，还要自己掏钱来学校补习。对学生来说，假期得不到耍；对于家长来说，"钱有那么容易找啊"？

在我的记忆里，30 元，相当于普通工人 10 多天的工钱。关键是，有劳力也找不到雇主。大米，大概卖 4 角至 5 角一斤。可想而知，一旦学生期末考试没考好，有学科不及格，需交纳补习费，对学生和家长来说，是何等的负担。

我所读中学，当时是县内有名的初级中学，每年有数十人考上中师（中等师范学校）中专（中等专业学校），获得国家"铁饭碗"，升学率一直排在靠前位置。学校以过硬的管理、稳定的升学率闻名。

初中的期末考试比较严格，一人一桌、不同年级学生混考、不同年级老师监考、学校有巡视监考员等。学校严打考试作弊，一旦被监考老师逮着，该科成绩零分计算，多人参与者，全部零分计算。

在我的记忆里，期末考试严格程度犹如高考。在我身上，发生过印象最深的考试事件，至今记忆犹新。

那是初二年级的一次数学期末考试。我班一名成绩比较差的男同学，正好坐在我的后排。他知道，一旦考试不及格，放假又得遭殃，要不好，还得遭家人骂。他知道，我的数学成绩比较优秀，知道我从不参与任何形式的考试作弊。

或许是他确实答不出题，心里焦急的原因，大约考到40多分钟的时候，在考前没有任何沟通的情况下，他不停地用脚踹我的凳子。我知道他在踹我的凳子，不敢吭声，不敢回头询问。这两个行为，一旦被监考老师发现，就会被视为"交头接耳"作弊行为，当场没收试卷，该科目成绩零分计算，并站在讲台上，看着其他考生答题，一直达到考试完成，才准许离开教室。

不知他不停地用脚轻轻地踹了我的凳子多少次，监考老师没在意。毕竟，我纹丝不动，继续做我的答卷。

过了一会儿，在一片认认真真鸦雀无声做题的环境下，他不停地踹凳子声音，还是惊动了坐在讲台上的监考老师。监考老师走到他考桌前，"你在干啥子"？我本能地回头一望，就被监考老师认定为"合伙作弊"，立即将我和他的试卷收缴，在卷纸上注明，"此卷作弊作废，成绩零分计算——某某某"，并让我们俩迅速站到讲台上。

走上讲台的一刹那，我控制不住情绪。心想，冤枉啊，人家不停地踹我凳子，我又没理他，关我啥事？片刻，我心里思量着，数学做零分计算，我下学期就得提前一个月来上学，不仅要交30元的补习费，每周还要差不多4元的生活费，钱从哪儿来啊？就是这样勉勉强强、磕磕碰碰来读初中，家人已经受罪不起了。心里想着，看着前面认真做题的考生、同学，瞬间泪流满面，无法控制情绪，哇哇大哭起来。

监考老师立即让我稳住情绪："你哭啥？"

我向他解释，"我没作弊，是他不停地踹我的凳子，我没理他。"

"别哭了，影响其他同学考试！"他边说边看我们俩的试卷，同时不停地注视着考场上的每一名考生。

当时，数学考试时间为 90 分钟。我大概做了 40 分钟多点，整张试卷的试题基本答完，就被监考老师没收了。站在讲台上的 40 多分钟，我一会儿感觉很长很长，一会儿感觉很短很短。我观察到，监考老师在反复看我的试卷和踹我凳子同学的试卷。

当答题时间到的铃声响起，同学们纷纷交卷走出教室时，监考老师做出一个正确得让我永生难忘的决定，他指着作弊同学说："你看，他仅用了 40 多分钟时间，这张试卷基本做完，答案几乎全对。你呢，平时不好好学，想在考场上走捷径，怎行呢"？然后指着我说："你下去吧，你的成绩有效！"

之后，我一直很纠结。到底，监考老师说的是真的吗？

直到领取期末成绩通知书那天，我才放下了心，我没有不及格学科。其中，满分 100 分的数学，我得了 90 分。也就是说，数学考试，我仅用了差不多 45 分钟，一半的考试时间，就考了 90 分。

第二学期，数学老师将上学期试卷发到每个同学手里。我的数学试卷上出现了这样的字迹："此卷作弊作废，成绩零分计算。——某某某（监考老师的姓名）"，然后用几条线划去，下面写着："此卷有效，正常阅卷。——某某某（监考老师的姓名）"。

那位尊敬的监考老师，后来为我们上地理课。他教我们记住全国有 31 个省、直辖市、自治区的诗歌，我至今记忆犹新。当时，香港、澳门未回归祖国怀抱，重庆还未成为直辖市，属于四川省管辖。

约会中医

"两湖两广两河山，云贵川藏陕青安；两宁四江吉甘福，内海疆台北上天。"两湖—湖南、湖北，两广—广东、广西，两河山—河南、河北、山东、山西，云南、贵州、四川、西藏、陕西、青海、安徽，两宁—辽宁、宁夏，四江—江苏、江西、浙江、黑龙江，吉林、甘肃、福建，内蒙古、海南、新疆、台湾、北京、上海、天津。

三、偶听"药土"

春季学期的一个星期三下午，阳光明媚，不冷不热。我获得班主任准许，跟随一名走读生同学到他家里玩。

这是我第一次到最远的地方，也是第一次到初中同学家玩。

下午，下课铃声刚响，我立即把当天的作业本递给同学。他麻利地将我的作业本和他的书本一并放在书包里，我们俩似乎忘记了一切，依偎着窃窃私语走出教室、走出教学楼、走出操场、走出学校、穿越街道、跨过一条小河……

那条河叫楸矶河，实际上是一条小溪。到同学家，必须"趟过"那条河，几个石墩和一块宽大的石头靠在较宽的两个石墩中央，便是一座桥。我的同学走在前面，几个大步就从石墩上跳到桥上再跳到河对面。我走到第一个石墩上，有种莫名其妙的胆怯感，停了下来，他在对面吆喝着我："快点，后面有人要过桥！"我回头一看，好几名同校学友依次等着。看他们的样子，准备等我过河后，他们要像同学那样"跳过河"。

我鼓起勇气，模仿着同学模样，几步过了河。后面的几个校友随之叽叽喳喳谈论着飞速过了河，我们一群人走着笑着玩着，摆着龙门阵，似乎很快就翻过了那座山，下了一个坡，走过一段田坎路，到了同学家里。

来到同学家里，同学奶奶的形象让我印象至深。在一间土坯房的木楼梯脚下，她静静地坐在那儿，似乎早已熟悉孙子脚步声，我们俩刚来到门外，她便吱了声："敬敬，放学回来了！谁和你一起来了？"

"我同学。"同学向奶奶说。

约会中医

不一会儿，同学爸爸妈妈在地里薅完草，回到家里，安排同学去打猪草。我和同学一并去打猪草。

时间似乎过得太快，一会儿，就到了晚上。

在煤油灯的照耀下，我与同学全家共进晚餐。

暗暗的灯光下，我发现同学的奶奶视力不好。

边吃饭，他们全家边与我聊了起来。

"你是哪里的呢？"奶奶问我。

当我说出我家住址时，奶奶有些惊讶："哦，你就是那里的哦，我们还是亲戚，你屋头祖祖（指我的高祖母）就是我伯伯家姐姐。"

听到这话，她的孙子倍感惊讶："我们还是亲戚啊?!"

谈话中，奶奶给我讲述了一个关于中医药的故事：

"好几年前，我的两只眼睛突然看不到亮。他们（家人）帮我看，看不到啥子。村子里的所有医生都给我看过，也说看不到啥子。

"就这样，我成了睁眼瞎。我以为我的眼睛再也看不到光明了，生活起来真不方便，好在孩子们对我好，管我吃的、穿的，还照顾我出茅斯（上厕所）。

"两年多过去了，我的眼睛还是没好，望不到亮，反而出现眼点（瞳孔）疼痛，我以为活的时日不多了，悄悄地（暗自）伤心。

"一天夜里，我睡着了，睡得很香。

"忽然做了一个梦，梦中有一个头发花白，胡子很长，看似百岁的老头给我说：'你到你姐姐家房子后面的"药土"头摘点菊花来吃，你的眼睛就好了。'

"正当我准备问那老头是谁、真的假的时候，那老头好像用一把扇子向我扇过来，顿时我的眼睛就看得到东西了。我正高兴着，忽然就醒了。

"醒过来，我的眼睛依然看不到（光）。

"我开始想啊想，梦中那个我的姐姐，就是你屋头祖祖，她死了好多年。不过，我想起来了，你们家（指我的高祖老房子）后面确实有一块土，那是你老天天（天祖）在的时候，专门用来栽培草药的土。

"小时候，我到你们家耍的时候，那块土里长着很多花花草草。老人们都说那是药，其中有一种菊花是白色的，有一种菊花是黄色的，他们分别叫作白菊花和黄菊花。

"我差不多 30 年没到过你家了，不知道现在还有那块'药土'没?"他奶奶讲着讲着不由自主地问我。

紧接着，继续讲述着她的梦。

"做了那个梦以后，我就让家人到处给我去寻找菊花，并采摘回来。他们将采摘来的菊花和菊花叶子一并晒干，然后煎菊花水或菊花叶水给我喝，连续喝了差不多半年，我的眼睛奇迹般没流泪了，并且还能看到微弱的光，至少能自己看得到路去解大小便，熟悉的人，靠近点能看得出是谁。

"我 80 多岁了，好得（那次）梦中那个'菩萨'指路，我才想起用菊花和菊花叶治我的眼病。"奶奶最后说道。

四、探寻"药土"

从那次到同学家玩耍回来后，我脑海里首次略有一些中医药图案，迫不及待回去看看老祖宗曾经耕种过的那块"药土"，看看土里到底还有药没，有些什么药。

那个学期，我寄宿在学校，只有周末才能回家。

从同学家玩耍回来那个周，我感觉时间很长很长。

终于等到星期六下午，我从学校回家。从家里到学校没有公路，只能一步一步地走到学校，周末回家也如此。

回到家时，已是晚上8点，天已黑，看不清地里情况。

我家距离曾高祖曾经种植药材那块"药土"有差不多1华里路，只能第二天才去看。

那一夜，我有种不安感觉，久久不能入睡。脑海里总浮现出同学奶奶所讲的故事，心里不停自问，难道菊花真有这样神奇的效果？一个"瞎了"两年的老人，竟然靠服用菊花和菊花叶子重见了光明。

想着想着，迷迷糊糊睡了一宿。

第二天清晨，我早早地起床了。背着打猪草的背篓去打猪草。

很快很快的十多分钟，我就来到了"药土"里。呈现在眼前的是三块梯土，每块约有10米长，2米宽，土中央是奶奶和三叔他们种植的庄稼，土边有一些草和看似药的植物。

虽然离家那么近，我还是首次探访那块土。

因对中药材的好奇，同学奶奶治眼疾故事的触动，加之目睹那块"药土"实情，心里顿时有了"得探个究竟"的想法。

打了少许猪草，太阳已晒过头顶。我背着背篓大步向奶奶家走去。

一进坝，奶奶正走出房屋，看到我背着背篓，她往背篓一瞄，便问道："朝儿，你一大早咋才打到这么点猪草？"

"婆（奶奶），你们家后面那几块小土边上那些草草是不是药？"我问奶奶。

"是，叶子像瓢儿（子），又像舌头那种一根一根的草就叫青藤香，肚子（胃脘和腹部）胀痛啊，肚子跑（腹泻）啊这些，用它的根根嚼点吃了就好了。"奶奶向我解释，"坎子上有牡丹，开花大朵，很好看，它的根是药；一团一团那种是菊花，开花有黄色的，有白色的……"

奶奶没进过学堂，一字不识，能说出这么多中草药常识，当时我都惊呆了。

与此同时，我脑海里再次浮现出同学奶奶"梦中治眼疾"的故事，心里再次自问，难道中草药真有这般神奇功效?!

在回家的路上，我心里琢磨着，我家从高祖到曾祖到父亲这辈，都没人当医生，为啥会有"药土"呢？

回到家，正准备询问父母时，我从门外院坝就听到了父母不对劲的对话声，瞬间询问的念头被吓忘得一干二净，悄悄咪咪地将打回来的猪草放在堂屋……

五、用单方治病

我，童年的生活就是贫和痛。

探访"药土"后，我想起了读小学时的病痛和治疗。

那时，我家的贫穷达到窘迫境界，一年四季能有粮食填饱肚子就算不错了，要是能吃上一顿纯的大米饭，那算过年。

饮食不规律和食物粗糙以及不洁净，我常常闹肚疼。

有一次，我肚子（腹部）疼痛厉害，母亲认为是得了"虫病"，便到一个叫作庙儿口的山坡上，寻找那棵唯一的苦楝树，从树上剐下一块皮，拿回来煎水给我喝。

喝下那"苦水"大约 1 分钟，便呕吐起来，把所有吃进去的食物全部呕吐出来。虽然有点被折腾得"死去活来"的感觉，可刚刚呕吐后，腹痛就停止了。迷迷糊糊睡一觉醒来，什么病都没了，次日照常上学去。

那些年，我常听到一些村民讲述："虫病发了，用苦楝子煮水喝；皮肤痒病发了，用苦楝皮煮水擦。"

印象中，村子里好多小孩，都吃过那棵苦楝树的"苦水"。

还有一次，我得了一种"怪病"，每当吃饭进餐，肚子就痛，然后则不想吃饭了。

起初，大人们认为是"吃多了，隔食"，过几天就会好。

可是，连续四五天过后，依然不见好转。

母亲认为是积食了，到田土里挖来一些鱼鳅串。她把鱼鳅串根切下来，将叶子和枝干作为猪草，然后用鱼鳅串根煮水给我喝，每天喝两次。连续喝了 3 天后，整个人就舒畅了，吃饭香了，没再出现吃饭肚子就痛的情况。

后来，我学习中医学后才知道，鱼鳅串有很多功效，各民族同胞对鱼鳅串的药效认识不尽相同。

鱼鳅串有很多别名，如田边菊、路边菊、马兰头、鸡儿肠等，性寒，味辛苦，具有清热解毒、祛瘀止血、消食化积等功效，全草均可入药。

彝族医药《哀牢》中记载，鱼鳅串全草用于感冒发热，咽喉肿痛，食积腹胀，肠炎水肿，梅毒淋病，皮肤瘙痒等；《彝植药》中称鱼鳅串为则拉、野泽兰、野兰锦、灯盏细辛等，全草治疗胃肠各种疾病，妇科疾患，以及骨折，内外伤风，咳，鼻血，蛇虫伤，牙疾等。

傈僳族医药称鱼鳅串为"麻义俄"，全草治疗吐血，衄血，急性喉炎，腮腺炎，痢疾，崩漏，小儿疳积，痈肿等。

苗族医药认为，鱼鳅串全草治胃脘胀痛，痢疾，水泻，尿路感染等，将鱼鳅串称之为马兰丹、哇堕该者，还具有治小儿疳积，感冒发热等功效。

侗族医药称鱼鳅串为骂聂、骂占、骂南介、马呢略等，全草主治腰腿痛，腮腺炎，眼外伤等。

土家族医药称鱼鳅串为铁板蒿，全草治伤风感冒，小儿疳积，腹痛，胃痛等。

仡佬族医药称鱼鳅串为岗拉爹耶、波罗马街，治小儿中毒性消化不良。

如此看来，我国各族人民在历史进化过程中，都将鱼鳅串当作一种药物。

我母亲几乎不识字，却不知从哪儿收集到了这些"小单方"，为我的成长奠定了"健康之路"。

六、请草药医治骨伤

见识那块"药土"后，我脑海里有了些许中医药知识。

心中有点中医药雏形，就是在田间地头长出来的花草、树皮、枝叶、根皮等。

那时，初中学习条件比较艰苦，学生寝室没有电灯，学生自己带煤油灯照明就寝。很少有现在这种便捷的打火机，学生自己购买火柴，点亮煤油灯。

条件虽然艰苦，也并非人人都有机会就读初中。

记得我升初中那年，全区 1000 余名小学毕业生，仅有 240 人左右能考进初中。

家境贫寒、经常"有病在身"的我，不知道是老天眷顾，还是什么，村小连续几年考不上一名初中生的魔咒被我打破了，并且是应届生。

在迎接小升初考试的前两个月，我和一名同学打篮球时，不慎将右手肘关节摔脱臼，旋转了 180 度，手往后面反着，父母将我带到村子里的医生诊治，医生通过手法复位后，便让我在家休息。

印象中，家人并未对我升学考试抱多大希望。在家养病的同时，还能守住家门，大人们好去干农活。

休息几天，等于旷课几天后，我受伤的肘关节处肿胀明显，并伴有一阵一阵地痛。

母亲将我带到几公里外的一名杨姓草医那里治疗。

到杨姓草医家去看病头一天，天气异常炎热，接着下了一场大雨。小路被雨水冲得稀烂，甚至有的地方已没了路。我右手被村子里那名医生复位后用一根布条固定，左手抱着右手小心翼翼地跟在母亲背后，一步一步地来到杨姓草医家。

　　杨姓草医家住在一个比较陡峭的山坡半山腰。他家北侧有一个山沟，要到他家，得通过山沟。当天，山沟头一天被洪水冲得干干净净，很多地方仅有一些干干净净的石头和被冲翻根的树木。母亲边走边指着那条被冲得乱七八糟的山沟说，"那些就是昨天龙王从这里走过'拉走'的"。

　　来到杨姓草医家院坝，三间茅草房，一块土坝子，门外一根板凳呈现在我们眼前。听到看家狗的狂吠，一名老奶奶走出堂屋门，招呼着我们进屋。

　　堂屋内，堆着乱七八糟七七八八的草头木根，还有一把放在一块木板板上的刀。老奶奶立即招呼我们靠近堂屋大门方向坐着，得知我们是去看病后便说，"他上街去了，可能还要等会儿才回来"。

　　我们只好等。大约等了两三个小时，杨姓草医终于回来了。一个六七十岁左右老头，背着一个竹背篓，我们当地叫作"盐巴背篼"那种，穿着极为朴素。

　　"杨老师赶场回来了。"杨姓草医刚到他家门外，母亲立即招呼着他，"我们都来你家好半天了，麻烦你给孩子看看他的手。"

　　"他手怎么了？"他边放下背篼边问。

　　"摔倒的。"母亲说。

　　"好久了？"

　　……

　　经过一番问诊后，他到屋内找来一些中药粉末，放在一个碗里，加上一些水，慢慢地调成糊状，用一根筷子将其擀在一块布上并摊开，放在桌上。然后把那块固定在我右手肘关节的布条慢慢取下，摸了摸肘关节，说："你这个没有完全复位。"

约会中医

他让母亲帮我握紧右上肢，他一只手拿着我的右手，一只手在肘关节周围不停地揉，不经意间使劲一下拉直我的右手臂，痛得我哇哇大哭起来。与此同时，我听到了一声"嗤"的声响，他随即试了试肘关节说，"这下复位了。"

他轻轻地将事先摊好的中药糊给我敷在肘关节周围，用布条给我固定在90度左右，再用布条将右手通过颈部固定在胸前，嘱咐，"回去千万别乱动。"

当时，我的肘关节周围肿胀明显，他叮嘱母亲，"回去，要用烧酒将包上去的药（糊状药膏）浸湿，每天一至两次。"同时，他走到堂屋中央堆药处，拿了一些草头木根，用那把木板上的刀切成片状，均匀分成两包，让我回去煎煮服用。

我们准备起身回家，母亲问他，"多少医药费?"

他说，"开5元钱吧。"

回到家里，已是傍晚。

从此，我便待在家里养病，一待就差不多两个月，没去上学。

我的伤病养好后，上了1个多月的学，就迎来了升学考试。

意想不到的奇迹发生了，我居然考上了初中。

七、红泡柑治咳嗽

在我的记忆里，家人对我考上初中似乎没准备好。

临近开学时，几十元书学费还没着落。家人安排我在离学校有几公里远的亲戚家走读。

第一学期，老天似乎给我开启了"考验之门"。天气异常冷，我每天很早就起床，自己做饭吃后，背着书包沿着田间土坎的小路走到学校上学。

记忆里，只要是下雨天，或下雪天，走到学校时，脚上仅有的一双鞋子全部湿透。等到放学时，穿在脚上的鞋子刚好又干了。从学校回到亲戚家里门前的小河边时，我的鞋子再次全部湿透了。常常，我会脱下鞋子，在河水里洗干净，光着脚回到亲戚家里，晚上将鞋子放在煤火炉子旁烘干，期待第二天有一个不下雨的好天气。

遗憾的是，那个学期好天气很少。我脚趾、耳朵和手指的冻疮加重，同时患了一种特殊咳嗽病，喉咙一痒，则咳嗽，有时会咳很长时间，但是，不影响学习，能坚持每天上学。

每周上学六天，仅星期天放假。每周末，我都走路回到家里，享受家的味道。

连续好几个周末回到家里，我咳嗽都不停，母亲感觉"有些焦人（不放心）"。有一个周，正值红泡柑（橘子）成熟季节，母亲到产红泡柑的一个地方，向主人买了几斤，等我周末回去时吃。

周六晚，我回到家里，母亲拿出柑子让我吃。不知是啥原因，我感觉柑子特好吃，狼吞虎咽，一下子连续吃下大约3斤。剥皮后就吃，包括柑子果实和果仁等一并吃下。

约会中医

第二天起来，我的咳嗽病却奇迹好转了很多。可是，柑子仅有几斤，全部被我一顿吃光了。母亲说："隔几天，我再去给你买几斤回来放到下星期回来吃。"

那个周，我回去读书时，咳嗽就减轻了很多。

后来，我学了中医，知道我们当地的柑子是味中药。它全身都是"宝"。橘子味甘酸，性温，入肺经，主治胸膈结气，呕逆少食，胃阴不足，口中干渴，肺热咳嗽等。橘皮即陈皮，具有理气健脾，燥湿化痰功效，常用于治疗脘腹胀满，食少吐泻，咳嗽痰多等症；橘瓤即橘络，有通络化痰，顺气活血等功效，常用于治疗痰滞咳嗽等症；橘子果仁即橘核，味苦，无毒，具有散结，理气止痛等功效，常用于胃脘不适，咳嗽牵扯胸部疼痛等症；橘叶具有疏肝理气，消肿散毒等功效；把橘皮的白色内层去掉的表皮叫作橘红，具有清理肺气，祛痰止咳等功效。

据现代医学和营养学研究显示，橘子含维生素 C 比较高，一个橘子几乎含有一个成年人一天所需维生素 C 量，其当中含有 170 余种植物化合物和 60 余种黄酮类化合物，并且大多数所含物质都是天然抗氧化剂，具有降血脂，抗动脉粥样硬化等功效；橘汁含有"诺米林"物质，具有抑制和杀死癌细胞的能力，对胃癌有预防作用。据相关资料显示，柑橘含有核黄素、尼克酸、维生素 C、蛋白质、脂肪、糖、粗纤维、无机盐、钙、磷、铁、橘皮甙、柠檬酸和热量等。

日本一项对 6000 多人的调查研究显示，吃橘子的人患冠心病、高血压、糖尿病、痛风的比率比较低。研究发现，橘子在烧烤过程中，橘皮中的橘皮甙等成分可以渗透到橘皮里面去。橘皮甙能加强毛细血管的韧性，降血压，扩展冠状动脉等。也就是说，研究证明，橘子是预防冠心病和动脉硬化的食品。

美国一所著名大学研究人员研究证实，新鲜柑橘汁中含有"诺米林"物质，是一种抗癌活性很强的物质，它能使致癌化学物质分解，抑制和阻断癌细胞的生长，使人体内除毒霉的活性成倍提高，阻止致癌物质对细胞核的损伤，保护基因的完好。也就是说，食用橘子能防癌。

自从母亲买来柑子治好我的咳病以后，几乎每年冬天，我都会吃上一两顿"饱餐"柑橘。

那个年代的柑子实在是太少了，每年母亲都将剥下的橘皮全部收集起来，放在火炕上，待干后，作为腊月里煮豆豉时的一门香料。

后来，我走出家门到其他家庭时发现，母亲用橘皮作香料这门"诀窍"几乎是所有家庭的一个习惯。

八、住校被盗

读完初一第一学期后，据说"上面（政府）"对初中生有生活救济。当时叫作"凭粮"，就是政府对困难家庭或人员的一种粮食补贴。

只有住校生才能享受到这样的待遇。我被父母安排去住校，享受每个月十多斤粮票。

学生寝室是两层砖木结构房子。每层有10间寝室，每间寝室仅一道木门进出，一道木窗通光，六张床，上下两铺，共计可供12名学生就寝。第一层和第二层之间没有楼梯，借助外面的石坎子作为楼梯。住第一层寝室学生，要到第二层，得绕过一道弯，才能经过石梯子爬到二楼。

不知是处于啥原因，学校安排初一年级的学生住第一层。第一层比较潮湿，上一层的同学常常将洗脸水、洗脚水等往下倒，甚至在夜深人静时，偶尔有调皮的学生直接将小便往楼下解。

当我第一次来到学校安排我住的寝室时，木门早已被不知是哪届的学生踢得烂了几个大洞，靠几块木板子钉上维持着门样；窗子被打得乱七八糟；上下两铺的木床，破旧不堪；几个陌生的男孩子，大概就是同年级其他班的同学，盯着我看。

每个同学的床铺下，或床铺上，都放着一个木箱子，有一把小锁锁着。我不例外，一个破旧的木箱子，放着学校发的书本和几件比较旧的衣服。先到的同学早已抢到比较好的床位。而我，只能住在靠近门背后那张床的下铺。

一床破旧的棉絮和一张草席，就算我住校的全部家当。第一周，我带了4元钱，购买了20张饭票。每张2角票面的饭票，可换得一小碗米饭和一小瓢汤（菜）。一日三餐，我只能用3张饭票。

或许是受家境窘迫原因，我对存放饭票特别小心，担心有人盗走。

不知是我太小心带来的预感，还是我的举动被他人看在眼里，住校后的第三天夜里，我睡着时，我的木箱子被人偷走了。等我醒来，发现木箱子不在了，同一寝室的所有同学均表示不知道。

实际上，木箱子里除了学校所发的新书外，啥都没有。衣服，我放在床上，饭票，我藏在床下一个比较隐蔽的角落里。我想，盗贼大概是想偷走箱子里的饭票和钱。遗憾的是，我箱子里却没这两样东西。或许，让他感到很失望。

我将被盗情况向班主任反映后，她感觉无奈。不过，从班主任的表情上和话语中，我感受她对我的遭遇比较同情，她答应我，向学校提出申请，尽量为我免费再发一套新书。

那时，初中生的书本是学生自己交钱，学校统一购买的。一旦学生将自己书本搞掉了，学校不会再次发放，也不会再次为其购买，学生自己没书读，自己负责。

学校只有教室里有电，是学校自行所发的火电，每天仅供早晚自习学习。学生寝室没有电，靠学生各自带着煤油灯做晚上的照明。

我首次来到学校宿舍时，看到墙壁上隔三岔五有个洞，就是砌墙壁的砖被抠丢了一块，洞上方很黑。原来，是两间寝室之间的学生，为了节省，合伙撬了这样一个洞，一盏煤油灯亮起，能供两间寝室之间的同学共享"星星之光"。每间寝室一道门进出，那门不知多少届学生使用过了，仅是几块木板钉在一起。

约会中医

　　那时，初中毕业生考上中师或中专，等同于从此摆脱贫困，有了国家给的"铁饭碗"，农民变为国家工作人员。所以，在学校里，同学们的学习氛围很浓。早上 4 点左右，好多同学就起床到学校对面的"观斗山"背读。晚上，有的同学悄悄在墙壁的"黑洞"里点上煤油灯，将灯光调到最小，不影响其他同学睡觉的情况下，静悄悄地坚持学习到晚上 12 点过后。

　　我去住校的第一个周，就被学校学习氛围感染了，跟随同学们一并早起晚睡地学习。

九、认识川楝子

第二个周，父母知道我在学校被盗后，又让我回到亲戚家走读。

那个春天，命运再次捉弄我。

我放弃享受"皇粮"回到亲戚家走读的一个周三，下午那节体育课，老师让我们跑到学校对面那座高山上去，然后下来，就算结束，并放学。为了赶上走读同学的步伐早日回到亲戚家里，我使劲往山上爬，然后飞速跑下山，背起书包往亲戚家走去。

不料，走到半路时，我右腿与腹部之间突然"长"出一个包，不能大步走，只好一步一步地慢慢挪回去。

当晚，亲戚带我到村里的医生处就诊，他诊断为疝气，要求我服用中药治疗。我回到亲戚家，随即将医生所开中药煎水服用。

在煎药时，我感觉中药里有川楝子，那是小学时期，母亲常刮皮跟我治疗虫病的那种川楝树上常结有的果子，我对它特别熟悉。大概吃药后两个小时，我开始出现腹痛，紧接着就一直痛，痛得我汗水颗颗滴，并不断地啼哭。

亲戚说，天亮了走路去告诉我父母。而我，整晚在腹痛中度过，时而啼哭，时而呻吟，时而干呕，时而迷迷糊糊眯一会儿。

第二天中午过后，父母终于来了，将我再次带到那位医生处诊治，他详细询问病史后，建议在他家住下来治疗。他每天给我进行针灸和服用中药治疗，并用手轻轻将疝包复位，用纱布固定。

他向父母解释，我的腹痛可能是服用川楝子导致蛔虫病发作，"川楝子药量不够杀死蛔虫，引发腹痛"。

治疗两天后，我的腹痛终于好了，腹股沟的疝包也慢慢消失，不痛了，回到家里慢慢调养。

就此，我上初中的第二个学期与小学升初中那学期一样，在疾病困扰中度过。

那学期，我在生病中了解到川楝子是驱虫药，还可以治疗疝气病之类。原来，川楝子就是母亲曾经用来为我治疗"肚子痛"的苦楝皮树所结的果子。

十、跟师学医

当年，父母认为读到初中已经"超越"了我的读书（上学）目标。我还在读初中的时候，他们就为我"安排"了未来的人生，跟一名农村医生学份手艺，在干农活闲空时能赚取点经济补贴家用便可。

有一个假期，父母安排我去跟一名农村草药医生学中医。

草药医生家世世代代靠种田为生，不知他从哪儿学到的一些草药知识，村民头痛脑胀时，他将认识的草药找些给村民治病。就这样，他成了村民公认的"懂点草药的医生"。

出于对中医药的好奇和对"外面世界"的探索，我来到这名草药医家里"跟师学"中草药。

那是一个暑热的夏天，人们忙着锄草、采摘果子去卖钱等。

草药医家不例外，正忙着为玉米地、稻田地锄草和施肥、收采李子等。

我到草医家的第一天，他正召集家人锄几十亩玉米地的草。

按照农村学艺惯例，我必须跟着上山帮师傅干活。那一天，阳光明媚，室外温度比较高，玉米地里的野草茂盛，蝇蚊漫天飞舞，草医师傅以及家人似乎对这样的环境习以为常，没觉得有什么异常。而我，长期居住在"高山"，忽然来到"矮处"，受不了那暑热的考验，顿时，全身痒起来，感觉特别难受。草医师傅及家人笑谈道，"你们高山人，就是经不起蚊虫叮咬。"

对于干农活来说，我并非草医师傅他们一家想象的外行，

约会中医

经过一天的努力干活，草医师傅一家倒是夸赞我"会种庄稼"。

据草药医生师傅全家人讲，第二天，他们家的农活工作换成采摘李子。那时，农村李子即将成熟时，一些制作秘制水果企业会前来收购欲成熟的李子，村民赶上季节，将自家李子采摘下来，背到公路边，卖给收购商。草医师傅家的李树特别多，每年有近万斤李子需采摘。

那天晚上，因干活太累，加上天气蕴热和"娃娃年龄瞌睡多"，我在草医师傅家熟睡了半夜。

不知是啥原因，我下半夜听到鸡鸣声就醒了，那时，天还没有亮。草医师傅的妻子听到鸡鸣声就起床了，她早早起来做早饭。而我，翻过去，覆过来，就是睡不着，而睡在我枕边的草医师傅却一个呼噜接着一个呼噜，让我顿感"心烦"。

天刚亮，我跟着草医师傅及他们一家全部起了床。洗脸过后，则开始吃早饭，饭后立即进入采摘李子"战备状态"。

我背着背篓，提着一个篮子，准备几个"蛇皮口袋"，与草医师傅儿子一并摆着龙门阵来到果树旁，爬上李树便开始采摘。

天空没有一点云彩，阳光火辣辣的晒得我的脸通红。那时，不像现在有矿泉水之类便当的饮用水，能补充水分，干活时间基本上不喝水。午间甚至有中暑感觉，头晕目眩，险些晕倒在李树旁。好在那一刻，草医师傅妻子正喊回去吃午饭，回去在草医师傅家石水缸里喝了一瓢冷水，才得以解渴，缓了过来。午饭过后，"趁天时好"继续去采摘李子。那一天，我的"手脚特别快"，大概采摘了300斤李子。

从头一天锄草到第二天采摘李子，我始终紧跟着草医师傅，希望他能在干农活时传跟我一些中草药知识。草医师傅的儿子对我还特别热情，我们摆着娃娃时代的龙门阵津津有味，草医师傅似乎早已忘记我去他家干什么了。

黄昏时候，太阳早已落山，一天的暑热感终于退去，我们背着采摘的李子往草医师傅家里回。气喘吁吁地来到一所坟墓旁，草医师傅把背篓凳在坟墓的石头上"歇气"。他瞄了瞄坟墓周围，看到一个紫黑色的，有点像蘑菇样的东西，他的神情表现出异常的惊喜，小心翼翼地将背篓凳稳，猫下腰，轻轻地将那个东西拿起来，看了看，便吆喝我，"你过来，我跟你说。"

我听到草医师傅的声音，立即将背上沉重的背篓找准一个坎子磴凳放下来，然后走进草医师傅身边。他指着手里的紫黑色东西说道，"今天我就教你认识这味药，它叫马勃，专门治疗喉咙痛。"

说完这么简单的一句话后，草医师傅起身背着他的背篓往家回，我立即背着我的背篓跟着赶路，天色已经暗下来，险些要让草医师傅家人找来电筒指路。

那一夜，我莫名其妙的失眠了。心里胡思乱想，马的脖子就叫马脖，为啥会在坟墓旁生长呢？为啥能治疗喉咙痛呢？若这样学下去，学到何时才能学到真东西？况且，我在草医师傅家的这两天，没一个人前来请他看病，也没看到他家里堆放什么药。思来想去，还是回去好好读书为妙，"书山有路！"

第二天一早，我起床向草医师傅道别了。

后来，我学习中医学后，明白马勃就是我们当地所称牛屎菇、马蹄包、马屁泡等，因其外表像马蹄子和牛屎粪而得名。嫩的时候色白，圆球形如蘑菇，质如豆腐，鲜美可食用。老时呈灰褐色而虚软，外部略有韧性的表皮，顶部出现小孔，内部如海绵。具有清肺，利咽，解毒，止血等功效，常用于肺热咳嗽、失声、咽喉肿痛以及血热吐血、衄血等。既可外用，也可入丸散剂或汤剂。

回到家里，遭遇家人一顿训，"让你去好好学手艺，你却不听话，不好好学。"

那一刻，我暗下决心，将来从书本上学好中医学。

十一、发现祖辈古医书

在读初中的一个暑假里，一次偶然机会，我在家里的竹竿楼上看到了一个漆黑的柜子，那是几年前曾高祖去世时，父亲从曾高祖家里搬背回来的"遗产"，很久很久以前的书柜，大概是清朝时期留下来的书柜，书柜里有些祖辈们遗留下来的医学书籍，全是从右到左竖排的繁体字书籍。

我遭遇过疾病折磨，又对古文字好奇，便认真看了其中的几本，有《大生要旨》《炮制雷公药性赋》《金匮要略·心典》等。

当年，我对医学理论知识几乎一窍不通，尤其是中医学的一些词汇，更是闻所未闻。对很多繁体字不认识，很难顺利地阅读一段文字，一方面不识很多医学术语字词，另一方面没标点符号，不知从哪儿停顿为段落。

经过几天琢磨，收获较少。我突发奇想，"翻译"这些医学书籍。

其中，《金匮要略·心典》被列为我的第一本"翻译"书籍。

我翻开从学校垃圾里拣来的唯一一本破烂不堪并残缺页码的字典，然后一个字一个字地边阅读，边查阅字典，边抄写，把不认识的字标上读音，将竖排改为横排，繁体字改为简化字，注释标点符号等。

由于没有基本中医药知识，仅在初中时学到一丁点浅薄的古文知识，在标注标点符号过程中，常常出现一些差错。

"问曰：上工治未病，何也？师曰：夫治未病者，见肝之病，知肝传脾，当先实脾；四季脾王不受邪，即勿补之。中工不晓相传，见肝之病，不解实脾，唯治肝也。"《金匮要略·

约会中医

心典》中这段话，我隐约记得当年是这样"翻译"的，"问曰上工，治未病何也？师曰夫，治未病者见肝之病，知肝传脾当先实脾；四季脾王不受邪即勿补之。中工不晓，相传见肝之病不解，实脾唯治肝也"。

如今，每当翻开《医宗金鉴》中关于《金匮要略》的注解："《金匮要略》人罕言之，虽有赵良、徐彬等注释，但其文义古奥，系千载残编错简，颇多疑义，阙文亦复不少，承讹袭谬，随文蔓衍，宜后人视为迂远，束诸高阁。"我心中对当初"翻译"这本《金匮要略·心典》有更多的领悟，学习中医学，就得学会通过反复地阅读，并纠正"错误"，从"错误"中寻觅更多利于病人的诊疗方药。

通过反复查字典，把不识的字加深为认识的字；通过抄写《金匮要略·心典》，我对学习知识有了更深的认识，犹如"只要功夫深，铁杵磨成针"这句话的内涵。

短短不到两个月的假期，我白天帮助家里干农活，晚上做暑假作业和"翻译"《金匮要略·心典》。临近开学时，我对《新华字典》的熟悉程度，已达到想查阅哪个字，不经拼音或部首查阅字所在页码，大脑中已对字典里多数字，大约在哪个页码，翻翻就知道了。

回到学校，有的同学看到我查阅字典非常快，纷纷问我怎样学到的"神功"。当我告诉他们真相时，几乎个个都表现出一副不相信的表情，"不可能哦，才两个月不到的时间，你没出去玩玩啊？字典那么多页，那么多字，你差不多想翻哪个字，瞬间就能翻出来，太不可思议了"。

抄写和"翻译"那些古医书过程中，我学到了一些中医药学基本基础知识。逐渐对中医学、中药学以及诊疗常识有所了解，脑海里自然而然有种强烈的学中医学的欲望和愿望。

十二、走进中医校门

后来，我如愿来到县卫生学校与省某著名中医药高校联合举办的中医学专业中专班学习。当时，有小道消息称，相关部门"内部承诺"，将我们班所有合格毕业生分配到各区、乡卫生院，就读者积极性较高。

然而，学习中医药学并非人人适宜，我们班共有40人，第一学期，就有几名同学因学习阴阳五行学说，感到枯燥无味"学不进去"而退学。最终留下来继续学习者，到了第二学期开学时，仅有36人。

而我，在初中时，自学过中医药知识，对学习中医药越学越感兴趣。

就读中医班时，我学习较卖力，努力背诵方剂歌诀、药性等。还曾在城里拜师与其学习临证。

那些年，学习条件相对比较艰苦，全班同学要按照各科老师要求在黑板上抄写很多试卷学习。有些同学写字比较慢，一节课下来，大半没抄写到，老师就将黑板上的卷子擦掉了。

同学们知道我"有闲心写"，并且写得快，建议我将黑板上的卷子变成现成卷纸。休息时，我按照试卷排版模式，将抄写的卷子整理成手写试卷，然后拿去复印回来，发给需要的同学学习。

当年，县城只有两家复印店，很少有人去复印，几乎每周仅开业2天。每次复印不论纸张大小，都是2角钱一份。

每到周末，我将整理的各科卷纸拿到复印店复印回来，发给同学们学习。从最初几人需要到后来多数同学需要，我成了复印店与学校之间穿梭次数最多的人。我在抄写过程中学到了

约会中医

更多的医学知识，同学们在做试卷中为我修改"谬误"。比如，"胸"字，在之前，我没写对"凶"字，写成竖横沟和×。一名同学在做我的"手写试卷"时，看到了这个错别字，他提出让我改正过来。

我们的学习方法是学校各科老师通过一学期课堂授课后，高校派老师送卷纸前来监考，考完后，试卷由高校监考老师带回去阅卷。每科成绩达到 60 分以上则为合格，不合格者第二学期给一次补考机会，再不合格者，最后一学期要到省城高校去补考。总之，每科都学合格才能取得毕业证。

在某科期末考试中，全班同学还认真做试卷时，我第一个率先做完试卷走出考场。该科老师问我"考得如何"，我第一句话是："奇怪，这学期这科试卷的选择题全部都选 B！"

老师迟疑了一会儿说："不可能哦，是不是你做错了题哦，怎么会都选 B 呢？"

我坚定地对老师说："真的，我没看错。"

半信半疑的老师说："等考完试我看看试卷就知道了。"

当年考试比较认真，我们学校的授课老师在考试完毕之前，不能看到试卷。

考试完毕后，老师看了试卷发现，果然所有选择题正确答案都是 B。老师夸赞我认真的同时，自言道："这是我教书以来，看到的最奇特的一次选择题答案。"

实际上，那也是我自从进学堂以来遇到的唯一一次最奇特的选择题答案。

我还在学校学医的时间段，我的家乡开始推行撤区并乡改革，区、乡卫生院被兼并，"内部承诺"泡汤了。

我和同学们的学习热潮依然不减，坚信学好中医学，必有前途。

十三、实习奇遇

我跟全班同学"打造"卷纸学习过程中，得到同学们的赞赏，最后一学年，我被推选为班长，与同学们一并进入不同医疗机构实习。

我很荣幸被安排在县中医院实习，从中药房到中医门诊再到住院部各科室，我得到带习老师、护士阿姨无私指导，从书本知识到临证技能转换过程中，我开始领悟到中医药学的伟大，特别是病人被中医药治疗痊愈后的那种表情，只有学医的人才能真正体会。

短短1年的实习期间，我和带习老师、护士阿姨、同学们以及患者朋友有很多深刻感人故事。

我在外科实习差不多一个月后，有一天中午，一名30多岁女性患者因车祸前来就诊。经检查，患者仅颜面创伤，其中有一道约2.5厘米的伤口，需做清创缝合。当时，我的带习医师正准备为一名急性阑尾炎患者做手术，他安排我去为患者做清创缝合。

那是我第一次给病人做手术。

当时，我按捺不住兴奋的心情，拿着清创室钥匙，快步走进病房，再次查看患者伤情。然后，大步来到清创室，从室内储备柜里取出清创包、碘伏、酒精、消毒棉球（当年还没普及一次性消毒棉签）、方盘等。

我把病人带进清创室，准备开始为她做清创缝合手术。

手术即将开始，我既兴奋又紧张，毕竟是我第一次给病人做手术。然而，当我戴上清创包里唯一——双消毒手套，准备拿起消毒注射器时，才发现自己竟然忘了带准备的麻醉药。

约会中医

"糟了，这可咋办?"我心里一下子有种慌乱的感觉。

不过，瞬间，我开始镇静下来。毕竟，病人还躺在手术床上，等着我为她手术。

那一刻，我脑海里想起了这样一句话：如果患者疼痛敏感度不高，小伤口的清创缝合不用麻醉药也可以。不知是听谁说的，还是在哪本书上看到的。总之，我便按照这个思路应对。

于是，我试着向患者说："你这伤口比较小，不打麻（醉）药缝合也可以。我先测试一下你的疼痛度，看你能不能承受得了疼痛。"她点头表示同意。

我用棉球擦一下患者浅伤口，问她："这里痛吗?"

"有点痛。"患者咻了一声。

"这里呢?"我将另一个棉球轻轻地擦了一下较深的伤口时问她。

"没感觉到痛，就是有点麻。"

就这样，我知道了患者对疼痛的承受能力。跟她解释道："你这伤口比较浅，又在颜面部，如果使用局部麻醉药，需做皮试、观察等，耽搁时间会较长。如果不用麻醉药，你忍受一下，我一会就帮你缝合好了，行不行?"

她不加思索，直截了当地说："好的，今天我还有别的事儿，快些整好（清创缝合完毕），我好去办事。"

虽然患者爽快答应了，我还是不断地跟她解释："可能会有点痛，不过，一会儿就好了。"

她手一挥，道："没事，这点痛不算啥，我受得了。"

于是，我配合着患者心态，麻利地给予清创缝合。短短几分钟时间，我顺利完成了学医以来首例手术。

目送患者走出清创室的那一刻，我心里默默感谢她，"谢谢你的理解和忍痛!"

之后，我向带习医师坦白了这件事情的整个过程。自然，免不了一阵严肃批评和谆谆教诲。

一周后，患者伤口完全愈合，前来拆线。她和家属连声对我表示谢意，不断在带习医师之前夸我："他做事认真！"让我心里感受到有一股不同寻常的滋味。

从那次以后，我得到了更多与带习医师一同上手术台的机会。

后来，我走了纯中医之路，远离了在磁盘中交响的外科之路。不过，每当回想起第一次为患者完成手术，我对医学的认识不知不觉多了一些不一样的理解。

还有一次，我在内科实习时，带习医师遇上过一例棘手病例。

一名 45 岁患者因持续呕吐，致严重脱水，出现明显电解质紊乱，陷入半昏迷状态，转院来到内科。医生们经过 2 天救治疗效不显，准备建议其转院时，我在写病历过程中发现了一个"漏洞"，立即告知医生。医生立即给患者做相关检查，查出"病根"，一周后就基本痊愈出院。

实习期间，我见证了病人真正的疾苦，医生诊疗病人的用心与细心，体会到当医生并非一帆风顺，……

十四、第一次看中医

由于家境不宽裕，在实习期的后半段时间，每到周末，我就回到距县城 60 多公里开外的家里，为村民们看病，赚取到少许生活费后，又回到医院继续参加实习工作。

回到家乡第一次给病人开中药处方，至今让我记忆犹新。

一天夜里，看家狗一阵狂吠，打断了我的睡眠。当我起床开门，看到一名 40 多岁男子打着手电筒急匆匆走进院坝，一声招呼后走进家门，气喘吁吁地说："医生，麻烦你上门给我妈看看，她的'老病'发了，此次比较严重，晕过去了……"

随即，我背着简易出诊箱，打着手电筒徒步出诊。

那时，我的出诊箱是一个比较小的简易行李包，我在县城私人药店所赊药品全部放在里面，大概就 100 多元的药品。

临出门前，他执意要给我背出诊箱，并让我走在前面。这种被尊重的感受让我在从医道路上多了些许信心。

不过，对于还是娃娃相的我，总觉得别人给我背出诊箱是一种过高的尊敬，不忍心让劳动疲惫的村民朋友给我背出诊箱，心里有一种自我认知，我还不配他人给我背出诊箱。

我坚决不让他给我背出诊箱，坦然接受了我走前面的礼让。当时，我是这样想的，我走在前面，步态可放快些，尽早让病人得到及时治疗。

大约 1 小时后，晚上 3 点左右，我来到病人床边。那时，家乡没通电，靠煤油灯照明。漆黑的房间里，在手电筒光的照耀下，我完成了四诊。初步诊断病人因梅尼埃病发作。

患者 60 岁刚过，体微胖，易怒，阵发性眩晕，严重时伴有呕吐，天旋地转，不敢动，舌苔厚腻，脉濡数。已反复发作

10 多年，最近 3 年来，每次发作都请村里的其他医生输液、打针治疗，"总是说她这个病是头风，治疗好点了，隔段时间又发作了。"病人老伴说。

通过病人家属阐述以及病人讲述，我感觉先前给病人看病的医生是"头痛医头，脚痛医脚"那种医生。

我给病人及家属讲，她这个病很可能是梅尼埃病，大概就是中医学所称眩晕病，建议服用中药，或许能管较长时间。当年，我是村子里第一个就读过医学专业学校的医生，村民们都比较信任我的诊断。病人和家属同意我的治疗建议，先给病人对症治疗（口服止吐药物等），然后服用中药。

我辨证为痰浊内阻证型，选用二陈汤和半夏白术汤方加减治疗。

当我在一张简易的处方签上写下茯苓、陈皮、白术、泽泻、紫苏叶等药名时，一旁的病人老伴边看边连声赞叹："还是你们这些读过医学学校的年轻人，写字写得好，看病很认真！"

开完方子，我再三叮嘱病人儿子，到街上抓药，要如何识辨是否抓齐、抓对等。

患者服用中药 3 剂后，临床症状完全消失，整个身体感觉舒爽了。提着 20 个自己喂养的土鸡下的蛋，来到我家里，感谢我当晚出诊："那天，小梅医生半夜到家里给我看病，总共才收 3 元的药费，夜半三更的，操劳您了！"与此同时，她让我再给她把把脉，看是否还需服药。

经过检查，我感觉她痰浊还比较重，建议再服几剂。并嘱咐她，要减少食用肥甘之品，调畅情绪，减少复发。

两年后的一天，我在出诊路上碰到了她，她执意要给我"道喜"，说自从那次服用了我开的几副中药后，她的病就没

约会中医

再复发，非常感谢我！"您年纪轻轻，就能看中医，不得了，还是要多读书才好啊！读过医学卫生学校的人就是不一样。"她夸赞着我，"您开给我的单子（药方）我都还保存着，万一复发了，我好拿去抓药来治疗。以前，我们一直认为中医要老才行，没想到小梅医生那么年轻就能看中医了！"

我第一次单独给病人开方，就获得了这么大的成就感，为我从医道路铺下了坚实的基础。

第三章　中医临证之路艰辛

一、目睹摆摊医生治病

边在医院实习，边回家乡行医，是我学医道路上最难忘的事情。

当年，国家对农村行医审批未绝对严格化。在村子里行医者，绝大多数没有任何行医执照，只要有村民需求，自己能治好患者之病，或多或少都有市场。

我家所在的村民小组里，"赤脚医生"和他的徒孙一直在行医；村上，有一个外村来的医生定住行医；其他小组里，有"赤脚医生"大徒弟、一名正在去读卫校的年轻人、一名自称能治疗骨伤的土医生、一名到很远地方投师学医的年轻人，都在为村民看病；还有，其他乡、其他村的医生们，也常常来村子里为村民就诊。

直观地说，我回到村子开始当医生时，村子里已出现了民众所说的'太医多过病人'现象了。

悄然间，乡村里医生的竞争，拉开了序幕。

虽然，我学的是中医学。但是，回到山村里，几乎不存在中医学、临床医学之不同，极少有专科医生之异。村子里大多数所谓医生，都像"赤脚医生"样的"师带徒"而来，甚至有的纯属于"半路出家""自学成材"。

我来来回回走在前往县城和回家的路上，背着小药箱行走在患病村民家中的路上，以及走在街道上，来到村民家里，我听到和见到好多农村医生的成长经历和行医过程。

有一次，我在一个小街道上，目睹一名大约50岁样子的医生，正在为患者诊疗。出于对行业的敏感，对职业的崇拜，对同行的好奇，我靠近了那个医生的药摊子。

一个比较大一些的木箱子，箱子比较深，里面摆着各种各样的注射剂药物（当地叫作"针药"）和药瓶；箱子有一张面积比较大的箱盖。他将箱子放在地上，然后掀开箱盖，将箱子里的药品摆放在箱盖上，旁边放着一张四四方方的桌子，桌子上面放着一些注射器、手术剪、脱脂棉等，桌子周围放着两根木板凳。就算是整个治病的摊子摆好了。

那天是赶集天，天空晴朗，温度有些高。他的摊子就这样暴露在火热的阳光下。正当他全神贯注地将木箱子里的药，一样一样拿出来摆起的时候，我来到他的摊子前。他抬头瞧了一眼我，然后问道："买药吗？"我正思索着如何回答他时，一名大约30岁男子，走到他的摊子前："某老师，帮我推针静脉唵。"

"哪点不好？"他问道。

"我热重，头晕，口干，帮我推针静脉，好得快点。"

"要得。"

他边说边从木盒子里，取出一具50毫升玻璃注射器。小心翼翼地放在一个碗里，反复抽些水，推射到街面上。然后从一些药品盒子里取出一些针药。在我的记忆里，好像有2支维生素 B_{12} 注射液，2支庆大霉素注射液，5支青霉素钠注射剂，2支柴胡注射液，5支地塞米松注射液，2支20毫升葡萄糖注射液。

他将这些药品放在一起，不知是点数量，还是算多少钱，反反复复看了又看，点了又点。接着，他打开一个铝盒子，用手从里面拿出一根静脉用针头，放在桌面上。然后，将取出来的那些药品一并兑在注射器内，套上静脉注射针头，用夹钳夹一点棉球，放在一个盛放不知是普通白酒，还是酒精的瓶子里，蘸上有酒味的"消毒液"，在病人右肘关节处的静脉位置反复划了几下，就算消毒成功，接着开始跟病人静脉注射。他先给病人实施静脉穿刺，等回血后，轻轻地将静脉内的血液吸入少部分混在注射器内，与已经形成红色（维生素 B_{12} 注射液是红色）的液体结合在一起，慢慢地向病人体内推注。

边推注，他边问病人："有啥子不舒服没得?"

"没得。"

"心慌不?"

"不慌。"

大约 20 分钟，几十毫升药液全部被推入患者体内。接近要推完的时间里，我发现患者左手抱着胸部，表情有些不适。阳光照射在他脸部，有汗出迹象。

在我心里，以为患者会发生严重药品反应。毕竟，那个医生的诊疗行为与患者求医治疗过程，体现出"一个敢干，一个敢请"的农村医疗怪象。滥用肌肉注射药物作为静脉注射，柴胡注射液、维生素 B_{12} 注射液便是；对容易发生严重过敏反应的青霉素，不做皮试就静脉注射，若发生过敏性休克，瞬间要命；氨基糖苷类药物岂敢静脉注射，一针则可将病人推注成聋人；还有那个盛放 50 毫升玻璃注射器的工具，用一种比较常见的木质疏松的木料，慢慢比着注射器模型自己制作的，这样，能更好地保护好玻璃注射器的针嘴处，不被整烂，从而延

约会中医

长玻璃注射器的使用时间，但是，完全忽视了消毒，或者说根本不知道啥叫作消毒；等等。整个治疗过程，从医学角度来说，用荒唐至极来形容都不足。

推完后，病人左手捂着胸部，静静地坐在那里。他问病人："熬得住不？"

"没……事。"病人的声音明显有无精打采感觉。

病人继续坐着。他开始收拾诊疗工具。将静脉穿刺针头放在桌上盛装有水的碗里，吸了一针管水进入 50 毫升玻璃注射器中，提起整个针头和注射器，对着街面，将玻璃注射器内所有水往街面上推注。一次，两次，三次，连续这样重复冲洗三次后，用手取下针头，放在铝盒子里，小心翼翼地将玻璃注射器放在自制木质器具中，特别注意放准玻璃注射器针嘴的位置。

大概 10 分钟后，病人自言道："（我）头有点晕，我走了，某老师。钱（医药费），你给我记到（账），下场（赶集）给你拿来。"

"好，慢走。"他答应着病人。

病人站起来，慢吞吞地往前面大约有 30 米左右的一家街民家里走去。

强光照射让我有些不适。当那个病人离开后，我不吱声地离开了。而他的摊子旁，陆续有人靠近了。

二、决心回乡当好医生

那天，我从家里走路来街上，准备赶车到县城。

有时，为了节省 5 元钱的车费，我直接走路到县城，或从县城走路回家。有时，为了赶时间，我痛下决心牺牲来之不易的钱，走 20 多公里路来到街上，然后花 5 元钱，赶车到 40 多公里外的县城。

当我刚路过街道上，偶遇这名所谓的医生在街道上摆摊行医，处于好奇和探索如何早日成为一名医生，我亲眼看见了他这样的一次诊疗过程。

当我离开他的摊子时，我忽然看见，他摊子不远处就有一家村卫生室，村卫生室的主人好像是就读过卫校的人。

这家村卫生室往西方向不到 200 米，有一家卫生院；村卫生室往南 100 多米，便是镇上的工商行政管理所。

我在街道上转悠了两圈后，一天仅有上下午各一趟去往县城的大班车（客车）终于来了。我坐上车，前往县城。

在车上，我脑海里不停地想着，那个选择推静脉治疗的病人，会是什么样的结果。总有一种担忧感，会凶多吉少吗？那个医生的用药行为以及诊疗过程，实在是太可怕了，他哪来的胆子呢？他从哪儿学来的这种诊疗手段呢？一连串的问题让我在车上总感觉不安，脑海里不停地告诉自己，"农村才是真正缺医少药的地方！"甚至有种自责感，为啥自己不敢劝阻这种可怕的诊疗行为。

从那回起，我有种莫名其妙的冲动想法，我要回到农村当医生，向民众普及正确的诊疗常识，减少这种不正确的诊疗行为。

约会中医

　　我回到实习单位，把我当天在街上目睹的诊疗情况向一些医务人员讲述时，他们几乎对半分持两种观点，一种认为"见怪不怪了，农村多得很！"一种认为"天啊！太可怕了！竟然有这样的诊疗？"

　　两种持平观点，更加坚定了我的信心，"回家当个有用的医生"！

　　我更加努力地完成实习工作，积极与带习老师形影不离地学习临床经验，跟随护士阿姨观察病人，偶尔扮演病人家属，为其取药、缴费等。

　　很快，一年实习时间到了，我正式毕业，如愿回乡成为一名地地道道的乡村里的医生。

三、借钱读书遭遇拒绝

当年，我国医疗行业实施"户口所在地行医"制度。也就是说，户口在哪儿就只能在哪儿行医。比如，我是甲乡的，只能在甲乡范围内行医，不能到乙乡地盘行医，否则视为"不在户口所在地行医"，卫生部门逮着就要罚款，严重者要被没收所有药品和诊疗设备等。

从读初中开始，在我心中就有了这样一个冲动的想法，长大后，将离开生我养我让我成长的小山村。因为，小山村带给我太多太多成长的不易。缺粮食吃的滋味、遭人蔑视的伤感、被人瞧不起的心痛……太多太多的成长痛，像针扎在心里一样深深地留在我的记忆里。

记得有一年，我在城里读书正需 200 元钱，家里已一贫如洗，别说 200 元，就 2 元钱也找不出来。父母向一个亲人开口借 200 元钱，他绕过很多弯话后对父母说，"实在是家里没得，有的话，一定会支持你的，毕竟是拿给娃儿读书。"沮丧的父母无功而返，回到家里发愁。可是，就在第三天，有人传来消息，他家昨晚（父母回来的第二个晚上）家里遭遇盗贼，被盗 500 元钱。熟悉他家的人悄悄咪咪地传言，盗窃者就是他家本小组的人。当时，听到这样的信息，我心里一下拔凉拔凉，凉到顿时哽咽，说话都声音变了。心想，为啥这么至亲的人，都那么假呢？

还有一次，腊月中旬，临近春节，家里正需用 40 元钱。父母便到小组里一户有钱人家借钱，父母为其表明，正月开场后，背猪去卖来还给他。为其"短扯"最多两个月。男主人说，"正月间，猪卖给谁？谁要你的猪？"找了各种各样的借

约会中医

口，促使父母心里被嘲笑而不再借钱。

最让我刻骨铭心的一次是，我正在医学学校读书期间，家里实在是找不到合适的经济来源了。父母在一块土地里做些泥巴活，换取少许现钱。就是这样一个自己在自家土地里做泥巴活的过程，不知不觉惊动了村民小组里的很多人，乃至村上的干部。说我家在土地里搞经济违法，要如何如何处罚等。后来，我听到了这样的消息，有人不满意看到我去读书。这些人认为，自己孩子（考不上初中）不读书，对他们来说，不公平，何况还是去读中专学校呢？要是我家是赚钱来娶媳妇，那还可以，读书就不行。"人家娃儿读书，有文化了，以后超过了我们家，怎么办？"而村上来的干部半点鼓励读书、支持求学的意思都没有，凶巴巴地要求必须停止作业，否则罚款。那一刻，我脑海里立即又想到那个时期的标语："没文化，睁眼瞎！"同时想到一个政策："想尽一切办法提高农民文化水平"。

……

无数的过去，无数的经历，无数的心酸，无数的暗泪，无数的无数，让我坚定地下决心，离开让我童年伤心的地方。

然而，命运总是捉弄人。当我兴致勃勃就读医学学校，取得中医学专业中专学历时，国家正实施撤区并乡改革，很多区乡卫生院合并，停止了人才引进。我不得不回到自己的家乡执业。

那年，我心里最清楚自己是多么不愿意回来。回来意味着脚下的路更远更难走。但，还有啥办法呢？县城一位名老中医当时答应每个月给我200元钱，让我在他的诊室为其抓药，还能学习一些临证经验。但是，家里已经因我读书，贫穷得无法形容了。我不能只顾及自己一个人，不得不回到家里，干着村子里医生们干的乡村医生诊疗。

四、村里医生怪相多

回到家里，我的病人逐渐多了起来。很多村民开始这样评价我："他是读过医学学校的，（医学）理论要丰富点。"

不论风吹雨打，还是严寒暴雪，无论白天还是黑夜，只要病人有需求，我立即背着小药箱，穿梭在去往病人家的路上。

那时，我的家乡既没通电，也没通公路。前往村民家里为村民诊疗，靠两只脚不停地往前走，往家走，再往前走，再往家走，一天走的路不定。记忆里，最远的一天差不多走了40公里路。

我的出诊包里必须准备一把手电筒，多颗手电筒灯泡，至少两对手电筒电池和一把雨伞。一是夜深人静的时候，不论什么样的天气，方便我一个人独自回家。再一是为了方便夜间或在一些村民家里比较黑的情况下，跟病人肌肉注射，或静脉输液等，常常遇到有的村民家里，要么有手电筒没电池，要么有电筒、电池电筒灯却泡坏了，假如我没带上手电筒，相当不方便。

我全身心地投入到为乡村村民诊疗服务当中，完全忘却了自我，没顾及世间百态。心想，我只要百分百全心为村民服务，多向村民普及正确的医学常识，必然会取得更多村民信任。

小时候，我常听到这话："家无浪荡子，不知门外事"。确实，走出去，才知道外面的世界长什么样。

从那时起，我才知道，我们村子里，除了前面提到的"赤脚医生"具有防保员资格外，其余的都是啥资质都没有的彻头彻尾的"假医生"，包括"赤脚医生"徒弟和徒孙以及在

约会中医

村子里租房行医的医生。

随着前来请我诊疗的病人增多，我所了解到的乡村医疗现象扩展到其他村，其他乡。

有一次，我来到相邻一个乡的一个村为村民看病时，听到村民们介绍，他们村有一个"神医"，年龄不到 20 岁，"啥病都能看，诊病挺准确的"。

村民们介绍说，他初中毕业时才 18 岁左右，在父母指引下，跟随村子里一名所谓医生（实际上是没规范学过医的黑医）学医，不到半年时间，他自称"得到师傅真传，学业有成"，开始独自给村民看病。一时间，前去他家里看病的人络绎不绝。据很多去请他看过病的村民讲，他看病不问病，仅摸脉（脉诊），就能诊断出病人得了什么病。请他诊疗的人，多数得了"早期肝炎"，他经常这样跟病人说："幸亏来得早，要不然会成为肝硬化。"然后，要求病人必须输液 1 个星期以上，不然不能根治，会复发，最终发展成为肝硬化。很多人信以为真，就在他家输液了。

一个不该输液的病人，要求输液一个周，依此类推，他家的病人必然会水涨船高，逐渐增多。果不其然，不到半年时间，他家里常常门庭若市，前去看病的人络绎不绝。

对于村民们的介绍，我半信半疑。心想，难道真有那么多人会信他的话？

逐渐地，我听到这样讲述他诊疗的村民越来越多，并接诊过他诊疗过的病人。

有一名 10 岁左右患儿，在学校与同学打玩，不慎被同学踢伤腹部，疼痛难忍。但是，未见任何伤口、青斑等。家人以为没事，未引起注意。一个月后，患儿腹部疼痛难忍，伴有发烧、腹部硬块等，前去请他诊疗。他给患儿诊断为"肝炎早期"，要求连续输液 7 天。患儿父母每天背着他去他家里输液。据患儿家属讲："每天都勾兑了好多药，给孩子输（液）。他说是治肝炎的好药，不知是些啥药。其中，每天都给孩子输了一瓶半斤（250 毫升）的氨基酸注射液。"

治疗一周后，患儿腹部疼痛依旧，发烧时作时止。有人向患儿家属推荐了我，"某地（我家所在地小地名）有个刚从医学校毕业回来的年轻娃儿，他看病可以，你去请他看看。"正巧，有一天我到患儿邻居家里为另一个病人出诊，患儿父母见到了我，便把我请上门，为患者诊察。经诊察发现，患儿右上腹部出现一个方圆大约 20 厘米疑似脓性包块，触之疼痛难忍。经过详细询问患儿发病经历、临床症状、诊疗过程等，我高度怀疑患儿因外伤导致瘀血内阻，并发感染，并化脓。向患儿家属讲述我的诊断意见后，他们同意我为患儿做试探性诊断。果不其然，我将注射针头轻轻地刺向包块，里面的脓液随即溢出。随后，我为患儿用了引流条，为其抗感染治疗，1 周后，包块逐渐消失，伤口慢慢愈合，临床症状消失，最终痊愈。

从很多请他看过病的村民口吻中发现，他实际上对医学常识来说，了解甚少。一方面，他根本没系统学习过医学，另一方面，他的"师傅"是一名基础知识比较少，没系统学习过医学知识的人，类似"瞎子牵瞎子"。

有人疑问："他没规范学过医，为啥有那么多人请他看病？"

实际上，他的操做方式便是农村"神医"反反复复出现的一种方式。系统学过医的人都知道，任何疾病都有全身症状和局部症状之分。也就是说，不管是普通感冒，还是肠炎、肝炎、肺炎等，都容易表现出乏力，精神不振，饮食减少，甚至乏味等共同的全身症状。那些年，村子里民众的基本文化知识欠缺，很容易听信他的"神话"。从很多村民请他就诊的过程推断，任何人请他看病，他察言观色后，仅给患者"摸脉（脉诊）"，不问病情、发病过程等，"摸脉"结束后，就向病人讲述，你这是得了肝炎早期，甚至说成得了隐形肝炎，主要表现有疲倦无力，不想东西吃（胃口不好），精神不振等。若不及时治疗，则会成为肝硬化、肝硬化腹水等；若治疗，至少得输液 1 周以上。

几乎所有病人去诊疗，他都采用这个套路。一旦病人同意接受治疗，他会采取通过静脉给予输注抗生素、维生素、生脉注射液、氨基酸、右旋糖酐等。假如，病人本身是感冒初期，或消化不良，或肠道感染等普通疾病，经过他的"折腾治疗"，多数在所谓治疗期间，自然而然痊愈了。病人为啥好了，或许连他自己都说不出个所以然。病人和医生都认为"药效好"。

逐渐地，我常常听到村民有这样的话语传出："上次，我那个病，好得及时找到某某（指他）看。要不然，整（治疗）迟了，就成肝硬化了。"意思是说，要不是他为病人及时诊察治疗，很多病人必病入膏肓。

听到村民这些话语，我心里倍感纳闷，这么多人得了肝炎，难道真出现传染病疫情了？虽然当时对传染病管理相对来说，没完全真正规范化，但我还是非常警惕着村民们的传说。紧接着，我又听到了一些村民另一个版本："他没啥手艺（医术），任何人去看（病），都说是肝炎，我那次去看，还是说我是肝炎，我不相信，去请另外的医生看，医生说我根本不是肝炎。"甚至有人请他看病后，被诊断为肝炎，病人担心，跑到县城去做相关检查，排除肝炎后才放心。

不管如何，他这一招"治约"了好多人，很多村民都曾排队在他家输液。他家成了门庭若市的"小医院"。

　　没过几年，人们似乎发现了什么，找他看病的人逐渐减少了。一年初春，他自己因气候变化伤风感冒了，便自己配药给自己输液，大概输了 1 小时后，感觉心慌、气紧，家人感觉不对，赶紧请来附近老村医诊察，老村医将他自己输液的瓶子换下，给予对症用药后病情得到缓解，便离开了他家。可是，等老村医走后不久，他又将自己所配的那瓶药给自己输上，不一会儿再次出现心慌、气紧、呼吸困难等，最终不幸离世。

五、村里出现"神医"

对我而言，村民所讲述这些所谓医生，无非是一个笑柄。犹如一个自不量力的人宣称，要将所有牛鬼神蛇打趴一样，与睁着眼睛说瞎话没啥两样。

从那次在街道上见到推静脉医生的现场诊疗后，我心中有了种无形的压力和责任，得认真向民众宣传正确医学知识、诊疗常识、识辨真假医生方法等。我深深知道，推静脉医生的诊疗模式，不是治病，而是拿别人生命开玩笑，也是拿他自己生命开玩笑。一旦出现病人当场晕倒、不省人事、死亡等严重后果，他一定脱不了干系，一旦触犯法律，将构成非法行医罪，承担法律赋予的牢狱之灾。

当年，幼稚的我有种幼稚的想法，全心全意不顾一切地为村民提供更好的诊疗服务，并让他们明白如何正确就医，如何选择医生，让村民远离不规范诊疗，对村民和乱行医者来说，都是健康保护。

当我走进村子里，走到患病村民床边，为村民实施诊疗，了解村民诊疗意愿后，我才真正发现，普及医学知识之不易和困难。犹如上述那个"啥病都是肝炎"的医生，他的诊疗过程、用药方法，简直是不可理喻，难以言表，却有那么多村民信任。

当我反复在不同地方的村民家里为他们普及肝炎病常识时，我听到这样的"回音"："那是他（指我）刚才来搞起，妒忌别人，担心别人抢他生意。"甚至有部分村民当面反问："为啥那么多人去看了，都好了呢？"

"啥病都是肝炎"医生离开这个世界以后，没过多久，就是那个村子，就在他家不远的一户村民家，来了一名外地"神医"安营扎寨。

这个"神医"是一个年龄大约有50多岁的人，其打扮看似60好几的人。他自己宣称是某著名城市某大医院退休老医生："退休了，闲暇没事，来村子里救死扶伤。"

当年，村子里不通电、没自来水、不通公路。很多村民没进过城，没见过大世面。大医院在他们心中没谱，顶多就是一种凭空想象大一点的医院。不过，很多村民认为："来自大城市的医生，医术肯定了得。"纷纷前去请他诊病。

据村民们介绍，他的诊病方式特别，哪儿痛，就从哪儿打针，或开刀。他来村子里不久，前去看病的村民就多起来。"吃瓜群众"不知从哪儿传来的信息："我家隔壁那个婆娘（妇女），得了十几年的妇科病，在某老者医生（指那个自称来自城里的医生）那里看了，输了几天液，竟然断根（彻底好了），某老者医术不得了！""我家姑爷，得了多少年的头痛病，在某老者那里去割（针刀治疗）了，现在好了。""我们小组某家那个娃儿，痛了好几年，到处治疗不见好转，某老者来后，跟她治疗，好了！"……

村子里一股风地鼓吹这个来自大城市的"神医"医术离奇的"神"。后来，直接演变成："他会送神，治疗疾病'神药两改'。"传说，他认为有的村民得了久治不愈的疾病，是家中鬼神不走，附身了，仅药物不能治愈。

怎么治呢？要求病人或家属准备充足的"送神钱"以及祭拜鬼神的物品。比如，公鸡一只，佛纸一沓，香烛三根等。"送神钱"我们当地叫作礼食，指的是主人忠心授予为其做事之人的钱物。

假如，某村民家里有长年累月久治不愈的病人，家人需请

约会中医

他看病，就得先准备好真心出的礼食钱，加上公鸡、佛纸、香烛等。他来到病人家里，先到堂屋的神台前，点上香烛，燃烧佛纸，然后进行一系列跪拜鬼神仪式，最后跪趴在神台前的大桌子底下，嘴里不停地念叨着，据说这是在问神，到底病人的病还有救没？能治否？一番问鬼、请神后，有的病人被宣告"鬼神说的，能治好！"有的病人被宣告："鬼神说的，病人前世做过亏心事，冤债还未还完，不好治，除非……"若是"鬼神说的，能治好"者，他会收下主人诚心的礼食钱，然后为病人诊疗。为其输液、吃药、打针、动刀等。

很多"吃瓜群众"纷纷坦言："从未看到过这样的治病方式。不过，他的诊疗挺灵的，好几个病人经过他的诊疗，都好转了，有的彻底好了。"

虽然，我才步入临床不到一年时间，连续听到村民讲述和目睹这些"神医"现象，心里有种说不出口的痛。为此，我下定决心，为村民普及相关医疗常识。

我跟村民们介绍，某老者一定不是来自什么大城市、大医院等。一、别说大城市医院的医生，就是县级医院的医生，绝大多数不愁吃穿，若退休了，有退休金，谁会来这电不通、路不通的偏远农村遭罪行医呢？二、大医院是一种上了档次的医院，退休医生多数要么被返聘，要么搞科研、学术等，没时间出来闲暇。三、凡是正规学过医学的人，是坚决反对鬼神的，因为世间本无鬼神，鬼神仅是某些思想或多或少有偏颇的人的思维产物，他这种所谓的"神药两改（神药共治）"是没有任何科学基础的。四、有谁看到过他的真实身份证明（那些年农村还未全部实施身份证制度）、医生资质资格证明（那时《执业医师法》还未颁布）、退休证明等，几乎都来自他自编自导自演。

"倒是，从没人看到过这些，都是听说的。"很多村民坦言。

或许是农村信神信鬼的人太多，或许是村民基本知识的不足，或许是"神医"们的"神术"太过于诱人，或许还有其他很多原因。经过我的解释和普及，虽然有少数村民感觉到这些"神医"不可信，但是绝大多数村民依旧保持着一种观望状态，或者说试试看状态。"管他正规不正规，信神不信神，只要能治好病，就是好医生。""你说人家没医术，为啥有那么多人请他看病呢?""我家某某亲戚，真的是痛好多年了，请他看确实看好了。"

我有种哑口无言的感觉。从那时起，我心中开始有了这样一个自律要求，保证自己不去骗人，不用医学知识去诱骗病人。对于村民乐意去请"神医"、相信骗子，我只能力所能及地奉劝，不听奉劝，愿意去请，任由而去。

六、村民就医观念令人伤心

逐渐地，前来请我上门诊疗的病人多了起来，特别是邻乡邻村的病人。我在小山村里，短期就"颠覆"了山村诊疗思维。常常有前来就诊的村民当面讲，也有村民你传我，我传你，讲："小梅医生虽然年纪轻轻，但是医学理论丰富，能治就说能治，不能治就说不能治，不像有的医生，啥病都吹起能治好，治疗半天钱去了、药吃了、针打了，病不见好转。看来，还是要请正规学过医的人看病。"

暑热六月的一天上午 10 时许，天空万里无云，阳光明媚，温度不低。我在家里看了两个病人后，刚吃完早饭。看家狗一阵狂吠，我从窗户往外看见一个与我年龄相仿的年轻人急促地往我家里赶。心想，可能他家里有人病得不轻。

果不其然，他走进门，不对，是不顾一切地闯进门，便对我说："唉，你在家的，我运气真好！我母亲肚子痛得厉害，快痛晕过去了，麻烦你去跟他看看。"

我立即收拾出诊箱，随即与他一并向他家跑去。大概有 6 华路左右的山路，要经过一个比较深的山沟和一段沟渠，去他家是往下走，相对轻松些。考虑到他上来时，走累了，让他走后面，我背着出诊箱跑在前面。

在我的记忆里，我用了不到 1 小时的时间，就跑到了他家。而他，却迟了我差不多半小时。虽是下坡路，在那么热的天气下，如此快速地跑，也是一种考验。当时，我已经忘却了自我，听到他说"快痛晕过去了"，说明患者病情不轻，第一时间诊察病人病情，是我脑海里想着的事情。

当我来到病人床前，病人已痛到接近晕厥，木床约 1 厘米

直径的木棍栏杆都被她疼痛难忍时，用头撞断。可想，一个
50 岁刚过的妇女，在我到来之前，遭遇了什么样的痛苦。

经过诊察，初步诊断为急性阑尾炎。患者家距离最近的乡
卫生院有 10 多公里，离县城有 70 多公里，将患者第一时间转
诊到这两级医疗机构有障碍。那时没车，只能采取人工背运病
人上街。我把诊断意见告诉病人家属，同时将诊疗过程，可能
出现的疾病转归一并给予解释，全家都口头同意我的诊疗
意见。

我立即给病人采取针灸止痛、口服止痛药、静脉输注抗生
素等治疗。大约半小时后，患者疼痛开始有所缓解。我边观察
病人病情，边向家属和病人解释该病有可能控制不好的结果
等。或许正是因我没给病人及家属打包票一定能治愈，让我在
诊疗这例病人过程中，出现了后来的小插曲。

对急性阑尾炎保守治疗来说，我在实习时，见证过带习医
师诊疗过 10 多例，均取得满意疗效。无非，我身处偏远小山
村，不能为病人提供血常规、尿常规等辅助检查，只能凭临床
症状和体征诊断与观察疗效。

从当天上午接诊病人开始，我遵照在实习期间，带习医师
的诊疗方法为病人治疗。禁食、补充电解质、静脉输注抗生
素、止痛、中药汤剂治疗等。经过 10 多个小时的治疗，病人
病情终于得到质的缓解，疼痛不再剧烈，体温从 41.0℃ 降到
38.5℃，右下腹部拒按减轻……

我当天接诊病人后，一直在病人家里床旁观察病人，需要
药物的，让家属到我家里去取。直到第二天上午，我观察病人
病情确实已经好转，我才选择暂时离开病人家，去为另外的病
人诊疗。在这期间，有几名病情较轻的病人家属前来要求我上
门诊疗，我都一一给予"暂缓"，"等这个病人好转了，我立

即来给你家病人看。"

离开病人家时，我向病人及家属再三叮嘱，一是坚决不能给予进食，二是要按时吃药，三是不能随意活动，四是有啥不适或严重症状，及时派人来告诉。当时，没有电话，不通公路，若到医生家，医生不在，要么选择在医生家等医生回来，要么跟随医生出诊脚步去寻找医生，要么另请他医。

而我，为了让病人能尽早第一时间找到我，每到下一家出诊，我都会向当前这家的病人或家属介绍，我要去哪里，到哪家出诊，以便后面有病人家属来接我上门诊疗时，能顺利地不走弯路，第一时间见到我。

我从上午离开病人家，一直到晚上 10 点多钟，没病人家属往我后面来"报信"。我心想，病人一定逐渐缓解了。但是，还是必须回去复诊，了解病人真实情况，以便第二天带药来治疗。

我趁着夜色往病人家里赶。大概是晚上的 11 点左右，我来到病人家的院坝角，病人居住的屋内传来一种不一样的声音，我瞬间预感不妙了。

等我走进病人家里，看到一名大约 60 岁左右像是医生的人，正在为病人诊察。病人丈夫立即向我解释，"（老伴）她这病来得急，怕有个啥子闪失，我就叫娃儿去请了某某来跟她看看，急病请三医吧，你就与某某商量，一并跟她治好得了……"

从病人家属话语中推断，他们认为我是一个"娃娃医生"，临床经验不及于老医生。更让我感到意外的是，病人及家属话语中透露，昨晚我还在为病人诊疗时，家人就开始商量去请别的医生了，上午我前脚离开病人家，家人后脚便前往那个医生家里去请他。晚上，我回来复诊时，那个医生刚到病人家里不久。

那一刻，我有种莫名的被侮辱感。顿时，心中有团怒火在燃烧。毕竟，从病人家属到我家里请我到现在，我的付出只有我自己最清楚，我绝对是真心真意为病人着想的。

或许受于当时年龄关系，我压抑不住自己的情绪。向那名老医生道："某老师，你给他看看得了，你临床经验一定比我丰富，我相信，他这病不在你话下。"边说，我边收拾我的东西，因为我把带到病人家的药品之类，都放在她家一个柜台上的。

收拾完，我转身就走。病人家人连忙拉着我，让我和老医生一并为其观察一晚上。我坚决要走。那一刻，我的愤懑情绪已接近控制不住了。病人家属以及其周围邻居劝说，实在要走，让我陪老医生吃饭后再走，毕竟已是夜深人静了。

别说吃饭，连坐下来的丁点勇气都没了。当时心中难以言表的心酸感，只有我自己清楚。"我走了，还会回来的。"丢下这句话，我理直气壮地打着随身带的手电筒离开了他家。

七、病人家属来央求

那天晚上，我回家的路似乎很远很远。

我一个人，打着刚换上新电池的手电筒，在静静的小路上往家返回。走完几公里的沟渠路，来到一直爬坡的深沟小路，大约有 3 华里左右，中间并无一户人家。这段路，常常被村民称之为"鬼都打得死人"的路，一般村民没胆量夜间在这条路上行走。

那些年，流行戴手表。为了能随时了解时间，观察病人情况等，我跟着流行了一回。走到"鬼都打得死人"的路段时，我特意看了一下手表，晚上 1 点 25 分。虽然是暑热六月里，天空仅有少许白云，月光偷偷穿越云层，很迷人。但我，走在深夜的沟壑小道上，却莫名地有些寒冷，心中有种冰凉的感觉，不知不觉自言自语："人心犹如这深深的沟壑！"

边走边想，病人一分钱没给我，我用了那么多药，病人要是一年半载不给我付医药费，我怎么办？因为，我的周转金很少很少；还有，要是那个老医生治不好病人的病，病人家属再次来请我，我该怎么办？我心里有种预感，那个老医生一定治不好病人的病。

想着想着，我不知不觉走到了半山腰，一只熟睡的鸟儿听到我的脚步声，本能地"唰"的一声从路边的石坎缝里串了出来，吓了我一大跳。因为那片刻，我脑海里正在想着很多很多问题。比如，未来之路在哪儿、不可能长久这样穿梭在深夜、恶劣天气等环境下为村民服务，既浪费了时间，也浪费了青春，钱也赚不到多少。

在一种五味杂陈的心思中，在一条阴森有鬼的道路上，在夜深人静蛐蛐停叫的环境下，我终于回到了家。简单洗漱后，静静地躺在床上，久久不能入睡。

第二天一早，我还未回过神来，天就亮了。有人已经来到窗外对面的路上，那是来请我看病的病人。我不得不立即起床，迎接病人到来。好在看家狗懂得起，汪汪地招呼着病人，为我节省一点起床时间。很多村民认为，来请医生看病，医生起了床的，病要好得快些。相反，病会久久不愈。看家狗骗过病人，帮了我。汪汪的吠声，让我第一时间从窗户往外看，一旦有人来请我看病，我立即起床，让来看病者或请我出诊者感觉我早已起床了。

或许是前夜没睡好，或许是前天心情糟透了，那天起来对看病的温热度一下子降了至少几十度，没了往日的冲劲。

但，不知是啥动力，见到病人的呻吟，瞬间又忘记了一切，照常认认真真为病人诊疗。

下午6时许，我刚到附近一病人家里出诊回到家里，阑尾炎病人的两个子女就来到家里。不出我所料，兄妹俩正是来求我再次上门为其母亲诊疗的。"我母亲的病，今天早上又加重了，痛得厉害，那个老医生说，他退病（医生表示自己诊疗水平有限，让病人另请高医）了，我们想了想，还是来请你去为她看看。昨天的事，实在是对不住。"兄妹俩介绍，老医生并没有对病人之病做出任何诊断，给输了几瓶液体，服用一些药片后，反而疼痛加剧了。从兄妹俩的话语中，我发现被我要求绝对禁食的阑尾炎病人，被老医生建议可以吃东西，就擅自吃了一些不易消化的食物。"那天，是我父亲硬要我们去请老医生的。"病人的儿子讲道。

出于对病人的同情，我再次答应前去为病人诊疗。这一次，我提出相应的要求，并征得兄妹俩的同意后，我才去诊疗。

我采取中西医结合规范化为病人治疗 1 周后，患者病情得到有效控制，体温正常，右下腹部疼痛基本消失，仅偶尔隐痛，恶心、呕吐、里急后重等临床症状全部消失，后采用中药汤剂巩固治疗 1 周，所有临床症状消失，停药观察 2 周，未再出现任何症状，宣告临床痊愈。

病人痊愈后，周围邻居七嘴八舌为病人提议，"那么严重的病，姓梅的小伙子都给你治好了，你应该好好感谢人家。""说真的，一般人像你家这样'得罪'了，是不会再回来给您看病的，他真了不起！你家应该好好想会儿（反省）。""应该给人家送面锦旗去，或者送块招牌去。"……

后来，病人家属确实有给我送来锦旗的意愿，被我拒绝了。

从那以后，我在病人圈里小有名气，前来请我看病的人多了起来。同时，我的"怪脾气"也被人们悄悄地传开。

八、有离开村子想法

不知啥原因，从那之后，离开村子的想法越发强烈。

我听到了很多人评价我的好，同时听到了很多负能量语言。比如，一些农村医生话语，让我倍感不安。"同行多嫉妒"，很多村民都这样评价农村医生思想。而我，面对阑尾炎病人家未经我意见，盲目"另请高医"时的冲动，被一些村民认为是"同行多嫉妒"现象。

其实，我不嫉妒谁。在我心里，农村那些所谓的医生，并不是我的竞争对象，我的目标一直是进城行医，或者到医院当医生。

虽然我每天穿梭在前往病人家的乡间小道、深山沟壑、悬崖峭壁、陡坡暗道里，与其他在乡间背着小药箱行医的所谓医生没啥两样，但是我心底里深深明白，我就是不一样的我，我要把医学当作一种真正济世救人的行业来学与用，不把医学当作发财的手艺来学和用。就这点，我与很多农村医生有着本质上较为明显的区别，自然不存在所谓的"同行多嫉妒"现象。

面对每例病人，我从不多想什么，只想尽可能用最少的药物和时间，让病人痛苦减轻或痊愈。只要病人有所求，我马不停蹄地往病人家里冲。我极少食言，答应病人要去为其诊疗的，再晚再遇到什么样的恶劣天气和环境，我都会前去病人家里为其诊疗。正是这种守承诺诊疗，获得了比较多村民信任，"他说要来，就一定要来，再晚再迟都会来的"。

那些年，很多村民家境不是很好。"先看病，后付费"是农村诊疗惯例。也就是说，医生来到病人家里为病人诊疗，或病人来到医生家里诊疗，都是医生先给病人诊疗后，病人才付

约会中医

费。这种情况常常出现两种不好的后果，一种是诊疗结束后，病人说没带钱（家里没钱），要求赊账，或者说所带钱不够，要求尾欠；另一种现象是病人有钱也不开，本质是来探试医生诊疗技术的，"好了就开钱，不好就赊到。"所谓赊到，就有赖账嫌疑。虽然这种病人极少，但还是有的。

我走到病人家里，从不会先说钱的事。看完病，也不提钱的事。只有病人或家属问及，我才说。当然，病人需要欠账，我会满口答应。我想，正常人应该是在比较困难时，才会赊欠别人的，赊欠并不是一件最光彩事情。因为我曾经极为困难，向别人借钱失败过，我非常理解身无分文的感受。

在我的记忆里，有老奶奶向我赊欠过一瓶 2 角钱的眼药水；有五保户老人病得厉害，邻居前来请我上门诊疗，冒着冬天寒冷的雨雪，走差不多 3 公里的山路前去为其诊疗，我几乎满身湿透，看到老人的困境，我看完病，发了药，分文未收，离开了。

我回乡行医不到一年时间，赊账金额就高达数千元。印象最深的是，过年的时候，我身上竟然不到 100 元现金了。

或许有人会说："钱存在银行了。"说句绝对的真实话，那时，我从来没见到过存折，存折长什么样，在我的脑海里是空白。

一年四季奔波，除赚到一些临床经验和赊账外，最大的收获是对农村医疗现状的切身感受与感悟。

单纯的我误以为，全身心投入诊疗中，真真实实为病人服务，病人就会拥护自己。

经过一年多的临床诊疗，我发现一个现象，农村纯中医人员太少，能懂基本医学常识的人太少，绝大多数村民很容易在疾病诊疗面前"风来随风，雨来随雨"。这或许是"神医"有市场的真正原因，当时我是这样认为的。

九、"神医"有地位

我想，偏远山区的村民，见识相对少，对"神医"雾里看花或是正常。

大规模普及正确医学常识，让更多村民了解起码的诊疗常识，从而减少信"神医"、乱投医现象。这是我的幼稚想法。从此，我开始走一家普及一家，让更多村民了解正确的诊疗常识、疾病知识等。

有一户人家，男主人是村干部，是村子里有名的"出人头地"之人。他妻子得了一种慢性疾病，"莫名其妙地说（头）痛就痛了，痛起来还要晕眩，不敢动，动就像死人一样，痛了好多年了，团转（周围）几十里路所有医生都请来给她看过，治不好。"丈夫第一次来请我为妻子诊疗时，介绍着妻子的病，"很多人都说她中邪（遇鬼）了，好几个送鬼的都来跟她送过（鬼），就是不见好转，不知怎么回事。"

听到丈夫的话，我有些惊讶。心想，村子里"出人头地"之人，也信神信鬼?! 经过诊察，妻子所患疾病属于现代医学所称内耳眩晕症，类似于中医学所称眩晕病。因体质本虚，再加情绪不良，故而反复发作。我向夫妻俩讲述该病的形成以及为啥容易反复发作、久治不愈等情况，让夫妻俩打消"闯鬼了"的想法，正确接受治疗。病人经过我的辨证论治，服用中药治疗2周后，临床症状明显好转，逐渐消失。前后共计治疗1月后，患者临床痊愈。嘱其调畅情志、节制饮食、注意起居等，观察半年，未再像之前一样频繁发作。

在我的记忆里，我为其妻子诊治的过程中，反反复复地为他一家子讲述"病就是病，没鬼"，让他完全明白，该如何正确就诊，破除封建迷信思想。他满口回应，听懂了，并感叹道："原来如此，世间没鬼。"

刚过半年左右，他儿子不幸患病，他还是请"送鬼神"的人，为其儿子"送鬼""贴符"等。后来，请了村子里好几名所谓医生为其诊疗，病情未得到有效缓解，才来请我诊治。听到他讲述儿子的"就诊经历"，我心中有种莫名的难受，"心里有鬼的人，无论如何，他都不会忘记鬼"。

还有，村子里有名代课教师，他儿子得了慢性肠胃炎、严重贫血等疾病，常常出现饮食不佳、腹痛、腹泻等，差不多病了三年，患儿表现出"皮包骨头"、消瘦如柴、精神不振、睡眠不好、食纳不佳等。四处求医，有人说"得了小儿疳"，有人说"得了胃病"，有人说"得了大病"，就是经过治疗，不见好转。

有人跟他介绍，可能是他家"家神不安，（家里）有鬼神"，建议他重新"安家神、送鬼神"。他听信了他人介绍，准备好各种"送鬼神"财物，比如，礼食钱、香烛、佛纸、公鸡等，以及好吃的。毕恭毕敬地请来"送鬼神"的人，让其儿子站在自家堂屋的神台前，任由"送鬼神"之人为其"扫鬼"。一番折腾后，儿子似乎被吓傻了，不吭声，不吃饭，傻傻睡了很久很久。"送鬼神"之人当场吹着牛说："这就是附在他身上的鬼被送走了，所以他能熟睡了。"

第二天，儿子之病依旧。他自言道，"唉，到底是啥妖气哦，请医生给你看了，鬼请人给你送了，还是这样啊！"此时，有人介绍，让他来请我为其儿子诊疗。"别看他像个娃儿，读过正规医学学校的，有医术！"

有天一大早，他背着6岁多儿子来请我诊疗。经过诊察发现，患儿先天发育不良，后天喂养不当，导致脾胃虚弱，运化失调，严重气血不足。我为他详细讲解患儿病情，需家长认真配合治疗，才能取得满意疗效。其中，我用了好长时间为其普及患儿所患疾病的发病原因、治疗疗程、预期疗效等，让他完全明白该如何治疗。

当他表示愿意配合治疗时，我心中有种不一样的感概："还是教师有文化，接受能力强。"万万没想到的是，患儿回去刚服用一剂中药，他就来向我表示："娃儿吃了没啥效果。"我再次为其解释："病痛三年，非一日能有效的。"何况患儿有先天发育问题呢？又一次为其讲述患儿病情，让他树立规范运用中医药为患儿治病的信心。

经过差不多3个月的中医药治疗，患儿才逐渐康复。看到患儿"吃饭香，长起肉"后，他万分高兴，连声赞叹："还是要学习科学知识，中医药真的了不起！"

看到他高兴的样子，我却高兴不起来。一方面，他曾是一个信奉封建迷信之人，另一方面，从他话语中可以看出他依旧对封建迷信"甩不掉""你说神是假的，鬼是假的，为啥子要有家神呢？为啥张某某家娃儿病了，请人送神就好了呢？……"

十、医学科普难入民心

就在我一家挨着一家普及医学常识、中医药知识时，我听到了一些村民的回音："啥都像他（指我）说的那样，还会有人生病啊？医生不指望病人多，当啥医生？哪个吃了五谷不生病？"

让我心寒的是，很多村民有"口头一套，心头一套"习惯，任凭你苦口婆心地解释，他们总感觉你所说的有假："还不是为了自夸自己有医术。"这话深深地犹如尖尖的细细的针灸针扎进了我的指甲缝。

更让我感到意外而不安的是，我听到了一个真实的悲情就诊故事。

某乡政府所在地街道附近，一村民家中有个七八岁孩子。孩子生性调皮，在五六岁时，因玩耍摔伤右膝关节，不知是骨折，还是关腱脱臼。从那以后，孩子右膝关节活动受限，家人立即请医生诊疗，请的是农村所谓的骨科医生，就是多少懂一些草药知识，或多或少会做一些关节脱臼、骨折的手法复位那种医生。经过几名所谓的骨科医生诊疗，采取手法复位、中药包敷等治疗后，孩子右膝关节成了永久性功能活动障碍。

两年后，看到孩子越来越大，走路越来越吃力，孩子父母才将孩子带到县城人民医院诊察，经过 X 射线拍片发现，孩子右侧髌骨陈旧性骨折，伴有轻微右膝关节陈旧性脱臼，错过了最佳手术复位时间。迫于当年县级医院条件，医生建议孩子到市级医院就诊。

夫妻俩带着孩子回来不久，就听到亲戚介绍，我前面所提那个号称来自大城市大医院退休的老医生，"啥病都能医"。

夫妻俩随即将孩子带到20公里开外的山村里，寻求"来自大医院的某老者"为其诊疗。

某老者经过一番装模作样诊察后，向孩子父母介绍，孩子这腿病因为他身体里的血太少了，不能营养血脉，造成活动障碍，所以不能行走。

夫妻俩当即表示："哎呀，某医生真是高明，我们找了那么多医生跟他看，都说是关节有问题，没想到是血液出了问题。"

交谈中，某老者表示，能治愈孩子的病，要分两步方法治疗。先给孩子注射三针补血药，等孩子身体长好了，再给他进行手术，通过开刀，将关节纠正复位，孩子就能正常行走了。

夫妻俩想都没想，就同意了某老者的诊疗意见。某老者说："我这个补血药相当贵，要120元钱一针，哪儿差血，就补哪儿。他这个是心里面缺血，就要从心里面给他打进去。"

当年，我跟病人肌注一针，绝大多数连药费一起，顶多收2元钱；输液一天，绝大多数收15元左右；一剂中药，大多数在3至5元之间。这个不只是我的收费标准，是当年所有农村医生的收费标准，包括卫生院也是这样的标准。

某老者的收费不低啊，应该说是高得惊人。夫妻俩因孩子的病，家境已比较困难了。或许是替儿治病心切，"120（元）就120，只要能治好，钱是小事，反正我们还年轻，可以再去找。"夫妻俩商量着，并慷慨地答应了某老者的"高费诊疗"。

夫妻俩交给某老者120元医药费后，他开始实施治疗了。用一具5毫升玻璃注射器，抽入一种红色的注射液（具体啥药，只有他自己清楚），然后从孩子的胃脘部上方注射进去。孩子从吓得哇哇大哭到痛得嚎啕大哭，抱着孩子的父亲和看着孩子的母亲，不停地安慰孩子："幺儿，你别叫了，等某某医生

约会中医

给你看了，你就好了！"

注射完毕，孩子的哭声小了许多，精神立即不行，并伴有明显的喘气。某老者说，"这是药效在起作用。"让夫妻俩别担心，背着孩子回去休息会儿就好了。

眼看天色已晚，加上孩子有种昏昏欲睡的感觉，"担心黑了，路上有鬼，吓到娃儿"。夫妻俩立即背着孩子往家里赶，毕竟有 20 公里左右路。

走到半路，夫妻俩感觉孩子有些不对劲，叫他不应，可能出了啥问题。夫妻俩左右为难，返回某老者那里，还是继续回家呢？思考一会儿后，丈夫说："还是回家，我们赶快背孩子到卫生院看看。"夫妻俩飞速背着孩子往卫生院走。

来到卫生院，孩子已陷入昏迷，仅有微微的心跳和急促而微弱的呼吸音。医生诊察发现，孩子被注射时刺穿肺部造成了气胸，已没希望救治了。很快，孩子就离开了这个世界。夫妻俩认为"孩子命绝了，该得！"

听到这样的悲情故事，不对，是荒唐至极的诊疗现象，我既愤懑又纠结，农村医疗路在何方？医生仅是为了赚取钱财而治好病，或许只会造成疾病越治越多。更为严峻的是，多数理论丰富，有临床经验的医生，不能坚持在农村行医，导致愿意在农村行医者，要么理论水平和临床经验平平，要么是医生自身不愿意再去冒险和创造，或有什么委屈等。

十一、村民遭"神医"活剐

某老者来村子里的半年多时间里，不只让这个"有腿病的孩子"惨痛地离开世界，还让一个老奶奶悲惨地离开世界。

据村民们介绍，离某老者暂时驻扎在离这个村有 10 多公里远的另一个村。一名年近古稀的老奶奶因右上腹疼痛反复发作多年，四处求医，疗效不佳，严重时，疼痛致使昏过去。听到有村民介绍，"来自大医院的退休医生"某老者能治怪病，家人便前来恭请某老者上门服务。

某老者诊察她病情后断言，只有做手术才能彻底治好她的病。家人立即问道："如何做手术?"

就在病人家里，某老者开始为患者做手术。据村民介绍，病人家居住的房子是板壁房，屋内比较黑，光线比较暗。某老者让病人家人打着手电筒给予供光，他开始在病人右上腹动手术。

开始，病人因动刀而撕裂般疼痛狂吼，最终在疼痛中晕了过去。某老者趁着病人晕过去，吼不起了，又将自己划开的刀口缝合起来，手术就算做完。然后，发给病人一些药品，让她服用，便离开了病人家。

次日，病人出现高热、寒战、昏迷、刀口流脓液等，家人前来请某老者上门诊察。某老者却说是病人加病（又出现新的疾病）了，以忙不过来为由，未前去诊疗。最终，病人在昏迷和疼痛交替中过了 3 天，就永远离开了亲人，离开了这个世界。

好几个农村妇女摆着老奶奶离世的故事，几度哽咽，眼泪不停地往下流，"死得好惨啊! 一个人在床上，痛晕过去后，

约会中医

没人管她，就一直不停地吼，直到奄奄一息，吼不出声，就走了。""哎呀，死了也好，痛，她也痛惨了。"有的妇女这样说。

听到村民们的介绍，我无比的心痛和不安。"有腿病的孩子"和老奶奶的遭遇，无疑是一种活生生地被"剥脱生命"事件。病魔的无情，亲人的无知，"神医"的胆大，铸造了病人被活生生地剥夺了生命。不，这是拿钱去请人的剥夺。等同于家人拿钱请人将自己的亲人"屠宰"，何不是一种现代版的"人血馒头"呢？甚至超越了"人血馒头"的境界。

从20世纪20年代到90年代，时光穿越了70多年。"人血馒头"却还如此残酷地剥夺他人生命，"连孩子也不放过"。我带着愤怒而纠结的心情，听着这种人间悲惨诊疗故事，脑海里不停地有这句标语盘旋："没文化，真可怕"！

听罢，我静了下来，心想，是不是村民乱传哦？

可是，我每到一户村民家，只要听到讲过某老者诊疗疾病的人，他们都会不约而同地讲述起这些悲惨的诊疗故事。"不晓得咋回事，都整死几个人了，每天找他看病的人就是多得很。"

后来，据传村子里有户村民家的黄花闺女看上了某老者，一对相隔40岁左右的爷孙情缘在村子里传开。不久，某老者就带着他的"孙妻"离开了村子。

我想，要不是那个舍得用自己终身大事去"赌注"某老者的小姑娘，不知周围还会有多少人因此而丧命。

十二、农村医学知识普及难又难

在村子里行医一年左右时间，我深深知道，农村医生之不易，中医临证路之难走。

见到村民的疾苦，看到病人的不安，听着"神医"的故事，我觉得自己已步入一条难以自拔的怪路。只有让更多民众走入自愿了解医学常识，能分辨真假医生的道路上来，才会让这种现代版的"人血馒头"故事不再重演。

下定决心，说干就干。我继续走在通往病人家的乡间小道上，减轻病人痛苦同时，向民众普及医学知识、就诊常识、辨别真假医生等。

在我的记忆里，有两个村民小组的 60 多户人家，我花了不到半年时间，家家户户都进过门，看过病。村民对我的熟悉程度达到爆表，在绝大多数村民看来，我就是一名"读过医学院校的正规医生，不信神、不怕鬼"。

我无论在什么时候，哪怕是雷电交加的暴雨夜晚、冰雪覆盖难以行走的恶劣环境下，就算要经历长达几公里、十几公里无人敢走的岩路、山沟、坟地，我都信守承诺，踽踽独行到病人家里。

我想，病人在疼痛中等待，是一种何等的痛，甚至是绝望。每次，病人第一时间见到我那种带着痛苦的喜悦，让我深深记在心里。病人怪异的喜悦成了催促我必须前进的动力。

可是，我通过自己"不怕累"的信念和意志，将诊疗带到病人家里，将医学知识带到村民心中的时间里，我发现一个让我自己都感觉可怕的现象。

在没有通电、通路、通水的小山村里，村民的真实文化水平极低。有的小组几十百号人，能基本识字者比较少，初中以上文

约会中医

化程度的人更少，甚至有的小组没有一个算得上初中水平的人。

这种情况下，我的医学知识普及几乎成为村民的"耳边风"，甚至扮演了"催眠曲"，收效甚微。

"管他黄猫黑猫，咬到老鼠就是好猫，能治好病的医生就是好医生。"这是绝大多数村民对医生的认识。他们几乎从不过问医生的来历、学历、经历等，只要有医生说能百分百包治百病，就有村民一窝蜂式的前去诊疗。那时，村民无法通过正规渠道了解到医生的真实信息。

"管它中药、西药，能治好病就是好药。哪怕人家（医生）拿的是毒药，治好了病，就是好药。"这是很多村民对药品的认识。他们从不看药品的来历、成分、生产日期等，那时的药品没有标注有效期，仅有生产日期和批准文号，只要医生让其服用，就服用。

"药投方，一口汤；不投方，用船装。"这是村民对中医中药的认识。他们认为，中医中药就得"药行对朝"，服用一天就得起效，否则就是"药不投方"。这种对中医中药的缪认，导致农村中医难发展。一副药是中医是那个时期农村中医的标志，"一副药不见好转，说明医生手艺有问题"。

一年多来，我一次开 3 剂（副）以上中药的病人，几乎人人都得先为其普及一定时间的中医中药知识后，才能勉强获得病人同意。有时，用冥顽不灵来形容村民对健康知识普及的认知，也不为过。

农村医生成长不易和中医临证路难走，是我在偏远小山村独立行医一年多，最大感受和感触。

未来之路在哪儿？我常常独自在出诊的乡间小道上思考。

第四章 农村中医路漫漫兮

一、"娃娃中医" 常遇尴尬

短短一年多时间，我从无人知晓的山里娃转变为周围几个村几乎家喻户晓的"小梅医生"。很多上了年纪的村民看来，我年龄比较小，与医生这个行当相连，特别是中医，似乎不匹配，固然称我为"小梅"了。

尤其是当我为病人看中医，开中药处方时，很多村民叹言，"中医是非一般人能琢磨得透的，没十几年甚至几十年（行医经历），就不像中医。"也就是说，老中医是多数村民对中医药的基本认识。而我，一个20岁出头的小伙子，说能看中医，总是被一些上了年纪的村民误解："一个年轻娃儿，能看得好中医啊？"被误解的言语常常在我耳边萦绕。

我始终坚定地认为，只要能运用中医药治好村民之病，随着时间的沉淀，久而久之就会被村民认可。年龄大才称得上中医，一定是一个被村民误解的话题。我始终用这句话给自己一个安慰和自勉。

大概就从那时起，开始有比较远的地方的病人熙熙攘攘慕名前来请我看中医了。经常会出现这样一种尴尬场景，当病人走进家门，见到我便问："梅医生在吗？"

约会中医

当我表示"我就是"的时候，病人表现出形形色色的表情让我有些尴尬。有的说："哎呀，你就是梅医生啊?! 太年轻了，与我家某某娃儿差不多大。"有的说："梅医生是不是你爹哦，我听到我家某某亲戚说，梅医生能看中医，能看中医的不都是很老的吗?"有的说："梅医生是不是你老师（师傅）哦，过去的中医都是老师带着徒弟一老一小为病人看病，你是不是梅医生的徒弟哦?"

逐渐地，慕名前来请我看中医的人多了起来，第一次见到我直言了当让我尴尬的场景也多了起来。

最让我感觉搞笑的是，有一次，一名好心村民为我介绍女朋友时，说话方式不妥，直接遭遇对方父母当面反对。据他介绍，他来到姑娘家，正好遇上姑娘父母都在，他一开口便说："他会看中医，周围很多人都来请他看病，开中药，有前途。"姑娘父母听罢，立即带着愤懑情绪封住他的嘴："哎呀，别说了，我姑娘不会嫁到那个地方。没想到你这人想精想怪的，给我家姑娘介绍个老者。"他欲解释不是老者时，姑娘父母怒言道："哪个会看中医的不是老者啊? 不说了，不说了，我们找其他龙门阵摆，这个龙门阵就不摆了。"

若用现在的流行话来说，当我听到这名热心村民回来介绍时，发自内心的"心疼媒婆了"。或许，本质是因他扮演媒婆惹的祸；或许，那名姑娘本就与我无缘。

那些年，我身临其境感触到，农村从事中医临证之路漫漫兮。

二、防保员选拔有蹊跷

在我的记忆里，当年还未强村扩组，行政村管辖区域相对较小。但是，受山区条件限制，直径范围还是比较广。

我用不到一年时间，对周边四个行政村大多数人家都有所了解，多数人家我都进过家门，为其家人看过病。同时，对每个行政村里的医生或多或少有所了解。

据村民介绍，要成为村子里的防保医生，或称作乡村医生，必须满足两个条件，一个条件是得到村干部认可，另一个条件是获得乡卫生院或乡政府的允许。也就是说，村干部开出证明，证明想当防保员的人是本村人，能为村民看病等，然后拿着证明去找卫生院或乡政府，获得他们的准许，就能成为村子里的医生。说白了，村干部就可以审批村防保员。

我所到的四个行政村，没看到任何一个村的防保员有公示或张挂村防保站或村卫生室的招牌。就我所在的村而言，听村民介绍，前些年一直没人愿意干村里的防保员，那个老"赤脚医生"一直是防保员身份。后来，他的徒弟向村干部提出申请，好像就换成了他徒弟。

虽然每个行政村都有至少一名台面上的防保医生，但是很多防保医生仅能为村民提供发放糖丸、注射疫苗、治疗小伤小病等。村里稍微有诊疗水平的医生，不知是啥原因，他们却不愿意成为防保员。

"哎呀，每隔3年就要换一次村干部（村委会选举），换了村干部，防保员又要跟着换。"我听到这话时，非常不解，赶紧向说这话的村民请教，"为啥呢？"

"你想，村干部换了，肯定先要满足与村干部有关系的人

约会中医

当防保员。要不然，村干部也会或多或少找防保员麻烦。"从村民谈话中，我明白了一个问题，要在村子里当乡村医生，必须与村干部处好关系，否则就是妄谈。

难怪，有的行政村，能治好病，村民信任的人干不了防保员。可能正是村民所说，"有医术的人，有多少人愿意去巴结村干部？很多村干部，哪一次没巴结好，就得罪了，这不行，那不行，找很多理由来整治防保员。最关键的是，一旦村干部选举被换了，你（防保员）又得去巴结新的村干部，来来回回折腾，有多少人受得了？"

我对村民这种说法持怀疑态度。心想，难道既没学过医，又不会诊病的人，都能成为防保员（乡村医生）？

不过，从附近几个村的乡村医生构造来看，似乎印证了村民这话有一定依据。"赤脚医生"徒弟，才30多岁，有劳力，能干活。据周围村民讲，只要村干部家要干农活，哪怕他自己的农活多得不得了，他都会第一时间去帮村干部干农活。过去换下来的村干部，他都要去帮助干，"万一下一届人家又选上了呢，何况人家曾经帮过他。"熟悉他的村民这样说。难怪他一直是村里的防保员。

邻村的几名乡村医生，年龄都比较大，文化水平相对较低，都是小学水平。我曾经见到过其中的一名乡村医生，连苯甲醇注射液的"醇"字都读作"度"。还有一名，连腹股沟位置都不知怎么说，说成"胯裆"。

那一年，给我的印象是，周围几个行政村的乡村医生都是些上了年纪的人，在村子里的诊疗水平一般，但是与村干部关系都比较好。

三、要成防保员不易

　　我试探着去接触各个行政村的村干部，从他们那儿了解村里医生的发展过程，是否与村民们说法一致。

　　有一天，我来到村干部附近一村民家里出诊，脑海里突然想到，去村干部家试探，如何才能当上村子里的乡村医生。

　　大概是上午 11 点左右，我空拳只手来到村干部家里，村干部正在睡觉，他的妻子招呼着我，说话声似乎惊动了村干部，他立即起床。叼着一支香烟，迷迷糊糊地从房圈（卧室）里走出来，东张西望一番后对我说："你到哪家看病哦？"

　　他抽的香烟叫翡翠烟，是平把翡翠烟，大概 2 元钱一包，每包共计 20 支。我在医学学校就读时，有的同学悄悄到校门外的商店购买这种香烟抽，因翡翠香烟上有一个雀鸟的图案，被他们称作雀雀烟。一般群众抽的香烟是几角钱一包的川贝烟、蜀竹梅、南雁等。

　　看他不是很情愿与我说话的样子，我说道："某村长（主任），打扰你睡觉了。我特意来请教你一个问题，我们村还有防保员名额吗？我刚读书回来不久，看看能不能成为村里的防保员？"

　　"这个啊？"他深深地吸了一口烟，不知是故意，还是习惯。总之，把吸这口烟产生的烟雾用力地往我坐的方向吐了出来，烟雾瞬间从我鼻孔中被吸入又被呼出，导致我脑海里瞬间有个冲动的想法，为啥没买包烟揣在身上呢？

　　然后，他漫不经心地像是在思考什么似的晃了晃头，说："这……这……这个，我们村已经有了一个防保员，前不久，某某（村里一名所谓的医生）都来说要当防保员，可是村里

约会中医

已经……已经有了。上面（乡卫生院或乡政府）说了，除非是读过医学院校的人回来，可以考虑考虑，其余的就不能增加了。"

谈话中，他表现出对我不了解。装着根本不知道我是当时村子里唯一就读过医学学校的人。我委婉地对他说："某村长，我就是刚从医学学校毕业不久的医学毕业生。"

"啊？好久的事？我怎么不知道呢？"他感觉自己话说漏嘴了的同时，惊讶地反问我，"你为啥不早来说呢？前几天，我才到乡上开会，把我们村的防保员名额定给某某了。"

一听到他说定给"赤脚医生"的徒弟，我瞬间明白了些什么。"那好，打扰某村长了，以后有机会再感谢您帮忙。"我道谢离开了他家。

正等我准备即将走出他家房门的时候，他递给了我一句话："万一某某不想干了，你来干吧。"

走出他家，我想，看来防保员、乡村医生并非轻而易举能干的。

四、村里医生"躲"着我

有一天，我来到邻村一户人家出诊，正巧在路上碰上邻村防保医生去另外一户村民家出诊。

他勉强式迎接我的招呼，随即就急匆匆地离开了村民家。连村民都看出了他的不情愿，"他可能不高兴看到你来给我们这个村的人看病。"

从村民的谈论中，我了解到，他年龄50岁左右，仅就读过初小，曾与村子里的某医生（民间自学的医生）"跑（跟师学）过一年"，就开始行医了。最初，他哥哥是村干部，他顺理成章地成为村里的防保员。后来，换了村干部，他哥哥不满意村干部换给别人，找乡政府闹，没闹成功，最终连他的防保员资格也搞丢了。

开始，他很不满意，整天闹这闹那。后来，他学乖了，与现任村干部关系处得比较好，"年头岁末，要跟村干部拜年；农忙季节，要帮村干部干农活；村干部家人病了，请他看乎不收钱；等等。"他的一举一动早已被村民看在眼里，记在心里。"后来，他甚至与哥哥干架子，好像是他哥哥说他成了反肋巴。"意思是说，他哥哥认为，他与哥哥竞选村干部的对手好上了，是对大哥的不尊重。

就这样，他从30来往岁时一直到现在，都是村子里的防保医生。据熟悉他的村民介绍："实际上，当防保医生也没啥好处，只是每年多少有点补助，大概几十元到百多元不等，还不是全靠自己看病赚钱过日子。"

那时的防保医生绝大多数工作主要是发放糖丸、打疫苗等，除此，就是开展一般诊疗。就他而言，并不是村子里较为

约会中医

富裕的人家，甚至好些农户比他家富裕。一批一批的年轻人长大后，要么外出务工，要么考取相应的专业学校，出去求学，出去工作了。就算有少数人去就读了医学专业学校，也是"汤丸打狗——有去无回"，要么到相应的医疗机构工作，要么到街道上开诊所，总之，回到村子里行医的极少，甚至没有。

据很多村民介绍和分析，他的存在基于两点：一是村里难有医术好的医生进来，必然他就是"坐地老虎"；二是他的古怪性格，让一般村干部"惹不起他"。当然，这也导致他的病人比较少。

我的到来，似乎对他的生意有所影响，固然有不高兴的表现。难怪，第一次碰到我时，总有一种不爽的表现。

村民这些观点，在一个月后得到了证实。该村现任村干部的母亲病了，请了周围好多医生给予诊疗，疗效不显。同时，也请了他前后看了好几次，就是不见好转。村干部听到其他村民介绍我，前来要求我上门为其母亲诊疗。

村干部来到我家时，先介绍了母亲的病，然后阐述了他们村防保员的性格，"他那个人，妒忌心很强，见不得村民去请别的医生。可是，他又治不好人家的病。"村干部提醒我，前去跟他母亲看病，要尽量地避开他。

仔细打听，原来这个村干部是副职，"在村里说不起话。"

难怪，他对一个性格古怪的乡村医生也如此胆怯。

我"遵照"副职村干部指示，"悄悄"跟他母亲看了病，开了中药给她服用。疗效还算可以，不久，他母亲便慢慢康复了。

俗话说，哪有不透风的墙。没隔多久，就有人开始议论起副职村干部母亲之病的治疗过程，熟悉他母亲的人纷纷赞叹我："别看他年纪小，看中医真行，关键是有理论，理论丰富。"同时，有些"吃瓜群众"开始窃窃私语："要是我们村有这样的医生多好啊！要是我是他（指那个村的乡村医生）的话，我要好好地跟人家（指我）学学中医。"

原来，他不懂中医，很多村民渴望看中医，他却束手无策。后来，不知受了谁的高明指点，他不但没再诋毁我，却主动靠近我。他向我表示，想跟我学学中医。

我私下告诉他，我不可能长期在村子里行医，让他彻底放心，我不是他的竞争对手。至于学中医，我说："坦白说，我现在还是一个标准的徒弟，怎敢带徒，况且带出来也没啥用，行业管理已经规定，农村师带徒的医生，没有资格独立行医。"

之后，我刻意减少到那个村去为村民看病了。

五、了解村干部对待村医

还有一个邻村，防保员是一名既给牲畜看病，又给人看病的医生。村民介绍说，"他那人是个多面手，啥都整，既给猪儿牛儿看病，又给人看病，有时还出去干石匠等。"

"正是他啥都能整，村干部才觉得他当村子里的防保员行。"一些村民介绍说，"我们这个村的防保员与村干部关系比较好，不管谁当村干部，他都伙得来，好像是村干部离不开他，他是个多面手。"

原来，他这个人除了医猪医牛医人外，还酷爱打大贰。大贰是我们当地比较流行的一种纸牌。即可作为娱乐工具，也可作为赌博工具。

在我的记忆里，那时一般村民打大贰，只打两厘、三厘、五厘，一圈牌打下来，最多可输赢2元、3元、5元左右。一般四个人参与，每圈从贰开始为圈，每个字每个人做一次庄，自己胡牌稳庄，别人胡牌则下庄，每次三个人打牌，一个人数底牌。依次轮回到柒、拾、二、七、十，最后一家打完十字，就算一圈牌结束。

从村民那里了解到，该村村干部和防保员酷爱打大贰，他们常常在一起打牌。"村干部家里，不管人生病，还是牲口生病，都请他诊疗。据说，还常常不收钱。"

"他们常常打大牌，一般都打1角、2角的大贰。"也就是说，每圈牌的输赢可达100至200元。至少是普通村民打牌的20至40倍。可想而知，他们当时就有多富裕了。

为了了解该村村干部对防保医生的选拔情况，我靠近村干部。有一次，村干部妻子得了慢性胃炎久治不愈，听说我开中药治疗比较可以，我回家的路上遇上了他，他顺便带我到家里为妻子诊疗。

那一次，我到他家的时候，已是晚上 7 点多钟，正好有两名男子在他家等着，约他回去打牌。我看完病后，村干部对我说："我们'三差一'，来，陪我们打圈牌。"我说："不敢打，要回去。"他说："不去了，就在这里陪我们打牌算了。"经过一番商量后，我冒险陪村干部打了一夜大贰。在与他打牌过程中，我与他逐渐熟悉起来，为之后交流建立了谈话基础。

后来，我慢慢地从他口中得知："哎呀，我们这个村，多年没人愿意干防保员医生了，就是他（指村上现在的防保员）勉勉强强地干着。实际上，他没啥技（医）术，所以啥子都得整，样样都懂，行行不精。"

"别说村上的防保员了，就是乡上的卫生院，也没几个人。有时，小伤小病都要跑到其他地方去看。"他介绍的乡卫生院，当时仅三间平房，由原公社卫生院改建而成，共有职工 4 人，分别是 2 名医生兼护士、1 名药剂人员和 1 名出纳（会计）。卫生院生存现状也是捉襟见肘。

"我们村截至目前，没有一个读过卫校的人，没有一名认认真真学过医的人。"村干部介绍着村子里的医疗现状和他的任职经历，"我已经干了 10 多年的村干部，这 10 多年来，一直没有看到我们村哪家娃儿考起初中去读卫校之类。"

从与他的交流中透露，他也不是很想当村干部的人。"10 多年来，村里没人愿意干这个村干部，干起也没啥意思，基本上没工资，管的事还很多，今天忙这，明天忙那。我家好在住在这路边，开这个小商店和种田过日子，勉勉强强过得走。"

与村干部交流中，我发现他自己的"陈述"与村民们的感观有一定的差距。防保医生并非像村民所说，与每届村干部

约会中医

都很伙得来，而是他"样样都懂，行行不精"，总是被好打牌的村干部"喜爱"。

后来，该村的村民前来请我诊疗的病人越来越多，我走进了更多的村民家里，的确发现了村里除现在这名"猪牛羊马"都会医的防保医生外，没有其他医生了，哪怕是草药医生也没有。

六、又一个跟师学的村医

随着我的诊疗区域越来越广，临近的另一个村前来请我诊疗的村民也逐渐多了起来。我也开始品尝着"忙得起火"感觉，每天除了吃饭、睡觉外，绝大多数时间都得前往患病村民家里，从这个村走到那个村，然后又从那个村走到另外一个村，就这样在临近四个村子里来来回回转来转去。偶尔，实在是病人家属上门来反反复复央求，还得要走到很远很远的村去看病。

这个村的防保医生是一名40多岁的人。据说，他的学医经历是这样，出生于一九五几年的他，没多少基本文化知识，初小毕业就开始跟随家人干农活。30多岁时，一次干农活不慎脚底被石刀子划伤，受医疗条件影响，没及时诊疗，最终导致局部感染化脓，久久不愈。家人听说某地有个"外科医生"专门以"开刀"见长，便前去请"外科医生"来家里为其诊疗。最终在"外科医生"的"刀下"，他的伤渐渐好了起来。

正是那次诊疗，他有了想学医的想法。最终，他请人试探"外科医生"是否收徒，得到确认后，他便成为"外科医生"的徒弟。跟随"外科医生"学习一段时间后，他开始独立行医了。

最初，他从能治疗小感冒、小疮疡等开始，逐渐以"内科治疗"为特长。很多村民觉得诧异，"他跟'外科医生'学习，却以'内科治疗'为主，不知是咋回事？"

就这样，他边行医边自学，成为村里第一个从"外科医生"转为"内科医生"的人。之后，他加入了防保医生队伍，成为村里的乡村医生。

约会中医

"他这个人勤快，不嫌弃别人，谁家有事，都爱帮忙。"一些熟悉他的村民介绍，"他学医后，找他看病的人时常有。有时去到村民家里看病，看到老人在路上背东西回家，他会帮老人背回家。"

"每年，他的老师（'外科医生'）过年那段时间，都要来他家耍几天。一般都是他先去跟老师拜年，然后老师送他回来，耍几天后，他送老师回去。几乎每年都是这样。"他的邻居这样介绍着他学医和当医生过程，"他家到他老师家这条路，不好走，要走几里路的深沟路，路边是悬崖峭壁，很吓人的。一到下午，总是阴森森的感觉。"

村民介绍这条路，我走过两次，第一次是其他村村民前来请我给他母亲诊疗，我与他一起走的。第二次是我答应村里有户人家男主人，下午前去为他父亲看病，结果走在诊疗路上遇到其他病人，耽搁了时间，晚上 10 点多钟，我才开始往那条路走去。

先走过一段大约 2 公里的山路到两山之间的河里，经过河里的石墩，走到对面山上，往上走一段路后到了沟渠，沿着差不多 3 公里的沟渠走到上游，然后从上游分路一直往山上走，差不多 3 公里远的深山路过后，才到达有人居住的村子里。

那一夜，我独自一人打着手电筒，在那条两边约有 1000 米深的山沟里走着，似乎忘记了路上存在的风险，总是一股劲地往前走，心想，病人肯定忍着痛苦等久了。

从村民的介绍中，我体验了村子里这名跟"外科医生"学医的防保医生之学医路的来之不易。在那个不通电、不通路、不通信息的时代，"外科医生"与他徒弟在这条路上，每年至少得来回走 3 次以上，"每年春节期间、他老师的生日以

及我们村有特殊病人，需要请他老师来看等，他要去请他老师
来家里，至少每年都有 3 次以上，这样的来来回回，他们师徒
二人至少走了 10 年左右。"

七、"监狱医生"登场

在这 10 年里，村里的这名防保医生一直坚守着，在山里为村民服务。

据该村好多上了年纪的老人介绍，"好得他去学医回来给我们看病哦，要不然，我们这个村的人必须到另外的村去看病。他没去学医之前，就是这样，有时娃儿不好（生病了），大人（家长）要背起走十多里路才能找到医生，运气不好，还要更长的时间才能找到医生。"村民对他从"外科医生"转为"内科医生"倍感欣慰和高兴，至少在村里能治疗小伤小病。

"前几年，我们村多了一个医生，他这个人看病有所不同，啥病都要给病人输液。"村民介绍这个"新来的医生"，实际上是一名从监狱里待了十多年回来的一名年近花甲的村民，"他回来后，就说在监狱里学到了医术，开始给村民看病。"

随着他的到来，村里有了两个医生，村民就医多了一个选择。"不晓得是原来的防保医生是啥想法，自从他回来开始行医后，防保医生却很少出诊了。"年老的村民七嘴八舌地讲述着村里医生的发展过程，"后来，他干脆不干医生了，竞选上了村长（主任）。自他当上村长后，找他看病的人少了，找他解决鸡毛蒜皮纠纷的问题多了。"

好景不长，他当了半年村长后，明显出现"专业不对称"，很多村民对他意见很大。与此同时，那个"新来的医生"顺风顺水地兴旺起来，请他看病的人多了起来："他在监狱里学到了外面的医术，看病看得好。"村民的反馈并非空来旋风，连我所在村都有村民前去请他诊疗，毕竟我所在村是"盛产医生之村"，就我所在的生产小组从一九八几年到一九九几年至少有 4 名医生诞生。

监狱里出来的医生改变了村民就诊习惯，吃药、打针不再是首要手段，输液是第一方法。当然，随之而来便是诊疗费用的上涨。从原来看病一次仅需几角钱到后来的几元，监狱医生的到来，彻底颠覆了这个价格，"随便啥子病，他都给你输液，一天最少要十好几元才能输下来。"好多村民反映他诊病价格，"贵是贵了点，但是有效，所以好多人愿意请他看病。"

监狱医生生意逐渐地红火起来，似乎惊醒了村里干了十几年防保医生的村长，他决定辞去村主任职务，还是继续"干老本行"。

这回，他效仿监狱医生的诊疗方式，随便啥病都跟病人输液。虽然，在干村干部期间，得罪了一些村民，导致他回归医生岗位时，有部分村民依旧与他赌气，不愿意来请他看病。不过，由于他比监狱医生年轻，能经受得住更多出诊路上的艰苦，以及对人温柔，还是在差不多半年时间内，就再次成为村里村民就诊的"第一选择"。

他离开村委会，退出村干部舞台后，村上迎来了新的干部。这个干部是村里有名的所谓地痞，若村民敢与他无理取闹，他就敢动手暴打村民。他上任后，来了个"新官上任三把火"，打着"要把村里的医疗干个样子"旗号，把先前那个防保医生资格给他取消了，顺理成章地将监狱医生"提了上来"。

当然，被取消防保医生资格的他，并没有太多怨言。在他看来："只要有人找我看病，是不是防保医生不重要。干防保医生，一年最多得到点补贴，有啥不得了，只是个名气而已。"从他话语中,能看出他"客串"村干部这半年,确实得罪了不少村民。

不知上苍安排,还是命运转折。监狱医生干了几年后,突发疾病医治无效过早离开了人世。这让村里一下又没了防保医生。曾经是地痞的现任村干部经过干部岗位磨炼,似乎越来越规矩了,主动前来央求他干村里的防保医生,"你是老经验了,现在村里发放糖丸、打预防针、发放计划生育宣传资料等,找不到合适的人选,你还是来干到,相互支持一下。"

就这样,他"二进宫"再次成为村里的防保医生。

八、村医鱼龙混杂

我未走出家门成为一名医生之前，我对外面世界的认知是一片茫然，什么都不知道。

随着我走进的村民家庭越来越多，熟悉的村干部越来越多，我发现一个大大的现实问题，那就是防保医生在村里的地位。

通过我的了解，那时的防保医生似乎成了村里可有可无的一类人群。虽然每个村或多或少都有这句标语——"到2000年，人人享有初级卫生保健"。但是，村里的防保医生或称乡村医生总是工作积极性不高。

年轻人不愿意干乡村医生，或干起容易中途"辞职"。与其说是"辞职"，直接说成"想走就走"更为恰当。年老的乡村医生，总有种"原封不动"风格，不管是诊疗措施，还是服务模式，跟不上不同时期村民所需，不知不觉扮演村民就医的"替补"。

就我所在地本村而言，"赤脚医生"徒弟一直顶着防保医生"官帽"，没人愿意"换班""接班"。据村民介绍，有一个小学毕业辍学在家的村民，开始投拜一个其他乡的农村医生为师，跟随师傅走乡串户学医了。不知这个"后来者"能否成为未来村里医生的接班人？

偶尔，很远很远的其他乡其他行政村有村民前来要求我出诊，我会抽空前去，了解外面的村的防保医生到底是啥样。

有一个村，村里的防保医生，一直是一家人在干。先是父亲干"赤脚医生"，后来两个儿子长大后，父亲作为"门内师"教两个儿子，两个儿子从轮流干到合伙干到个人单干。

约会中医

据说，孙子已经去读卫校了，即将成为"祖孙三代都行医"之家。

有一个村，防保医生一直是村干部的亲戚干。这个村，有两个姓的宗支人口最多，相互之间又是亲连亲，戚连戚，固然在选举村干部时，总是这两姓人中的一些人被选上，村里的防保医生是其中一姓人的宗支、另一姓人的女婿，不管村干部如何换来换去，他都一直稳打稳地站着村医这个位置。

有一个村，防保医生几乎年年换来换去。这个村，属于典型的家族派别较为复杂的村，几乎每次村两委换届选举或多或少都有些"小动作"，导致村民莫名其妙就成了"多面派"。这种情况下，村里的防保医生"躺着中枪"，村民和村干部不约而同地一会儿说这个干，行，一会儿说那个干，行，造成防保医生找不到真正的合适人选。甚至，有些年，曾经干过防保医生的几个村民"集体罢工"，"我们都不干了，你们另选高明"。导致村子里没了防保医生，一些糖丸发放任务干脆交由生产队队长拿回去发放。

有一个村，防保医生"铁打的是村干部的子女"。这个村较为奇特，每届村干部换届选举后，防保医生要么是村干部的儿子儿媳，要么是村干部的女儿女婿，村民早已习惯这种"换届就换防保医生"的习惯了，"哎呀，管他哪个干哦，对我们都是一个样，没钱赚，没米赚。"

在我所了解的防保医生中，仅以中医药为村民服务的几乎没有。偶尔，遇上一个以草药为生的防保医生，也只能停留在"毛青钢、锯锯藤，治得好，传个名，治不好，屁不疼"的级别上。

而我，一直想以中医药为病人服务的思路，只能暂时转变为尽可能用中医药为村民服务。我走过的好几个行政村，村民对疾病和中医药的认知，犹如一个不识字的人谈伟大的航天事业一样，"是不是观音菩萨显灵了"？

更让我感到不安的是，多数行政村防保医生也好，乡村医生也罢，或多或少都被掌握在村干部手里，"要让你干，干不好也可以干；不让你干，能干好也不让你干"。

那些年，受撤区并乡影响，村里的医生称谓在防保医生和乡村医生之间混来混去，虽大概意思差不多，却让很多村民看不清医生的真实面目。而我，有种莫名其妙的担忧，农村中医或伴随着村级医疗现状的"一团乱"而路漫漫兮。

第五章　继续走在中医道上

一、"游医"有市场

随着临床经验稍稍丰富，我越发地想离开村子，前往更远的地方行医。毕竟，小山村里服务人群有限。

虽然经过差不多两年的临床过程，但前来请我单纯看中医的人，相对来说，还不是很多。我想，冷淡了中医药，村民看病会更贵，更不方便。所以，一股劲地大肆宣传中医药，运用中医药为村民服务。

走在宣传中医药和用中医药为病人服务的道路上，我逐渐发现，中医药这条路"水很深"。比如，有的村民本质上不识字，很容易听信江湖游医夸张式的自我宣传。最常见的便是，一些患有久治不愈的疑难杂病、慢性病村民，轻而易举就听信江湖游医的"保证治好""我已经治疗好了多少多少人""来自大医院、大城市的专家、教授"等，从而"跟风看中医"。

有一次，我到某村出诊，闻听村里来了个专门治疗风湿病的医生。我跟着一名村民前去看热闹。

他借住在一村民家里。当我和村民来到他暂时的居住地时，整个屋内的摆设给人有种来到"人间仙境"感觉。无数张红色的锦旗挂满在墙上，上面写着各种各样的"专治某某病""某某名医妙手回春"等字样；一张四四方方的木桌子上，放着一张牌匾，上面写着"某某祖传名中医"；一个大大的木柜里放着很多药品，中药、西药、草药，应有尽有，木柜门敞开着……

据介绍，这个专治风湿病的医生能包治风湿病。也就是说，他能打包票治好风湿病。每个病人前去就诊，他都采取"打一针，一包药"的治疗模式。也就是说，先给患者肌肉注射一针药物，具体药物不会让村民知道，他公开说，"让你们知道了，我就不值钱了。"然后，发一包药粉给患者带回去服用。这样的诊疗方式，很快就在周围名声大作，前去看风湿病的人络绎不绝。

我寻思，这种医生为啥有那么大的功力，会引起那么多病人的关注？

我开始打听前去诊疗回来的患风湿病村民，他们的观点让我感觉到，农村中医之路不仅在路上，或许未来很长时间都会在路上。

"管他是哪点的哦，只要能治好病，就是好医生！"村民面对来路不明的江湖游医，根本不在乎别人的"身世"。

"管他用啥药，只要病好就行。"很多村民在那个时期就有了"超前意识""不看广告，看疗效"。从而为江湖游医提供乱用药机会。

"出了问题，他要负责的，跑得脱啊！"面对"万一出了问题（诊疗后果），怎么办"时，绝大多数村民表示江湖游医"跑得了和尚，跑不了庙"。可他们不知道，自己深陷江湖游医"啥都不真实"泥潭中。

就连江湖游医暂时居住的那家村民，一家人都不知道江湖游医的前世今生、来龙去脉，"我们只是听他说，是哪里哪里的，真假我们没考证。"而问及为啥要招留这样的人时，村民说，"他跟我家某某看看风湿病，没收钱，他还主动出了生活费的。"

我选择性地向部分村民普及江湖游医的惯用方式方法，一般主要针对在村里多少有点地位、能识字、基本明白是非的村民，为他们普及这些来路不明医生隐藏着的就诊危害等。"管他黄猫黑猫，咬到老鼠就是好猫。关键是，人家治疗了有效，痛病的人，不乱投医的有多少？""你说人家（指江湖游医）假，为啥某某去治疗了，有效？""人家没三尺水，敢行船啊？为啥没人管呢？没人抓他呢？"村民这些回答，着实让我倍感无奈。

二、村委不重视卫生室发展

短短两年时间，我走过的行政村有差不多10个，到过村民家里的户数上千家。在接触的这些村民当中，我发现他们绝大多数对普通疾病认知和一般诊疗常识处于一种"零状态"，几乎啥都不知道，"医生说了算，请师师做主"。

更让我感到心酸的是，几乎没见到一名村干部，能识辨真假医生。在很多村干部眼里，村里的医生就是治点小伤小病的医生，"治疗一些简单疾病，不需好高水平"。从这些村干部口中得知，他们对发展乡村医生几乎漠不关心，"我们有啥办法？村里没人去学医，我们没能力叫人家去学医；有技术的医生，人家不愿意在村里来行医，我们又没办法去留人家"。村里的医生，很少有人感觉到自己有获得感、成就感，多数都是为了生存、为了村民依依不舍和看到村民疾痛不忍心而行医。

在我所走过的行政村中，极少有从事纯中医的医生。偶尔有个别专门从事草药的草草医，他们靠自己在山上采摘草药为村民治病。

从村民和乡村医生口中得知，"中药起效慢""中药赚不到钱""你想，一副药才几元钱，输一天液，至少十好几元"。或许正是这些因素导致农村中医正悄悄走向另一个极端，被现代医学的价格牵着鼻子走。

后来，我所在地完成了"撤区并乡"行政改革。原来的公社卫生院被合并到现在的乡镇卫生院。据观察，我们当地多数是2至3个原来的公社（小乡）合并成一个乡或镇，卫生院随之合并。也就是说，差不多原来的2至3个乡卫生院合并成一个卫生院，卫生院名称与合并后的当地政府名称相关，或

约会中医

叫镇卫生院，或叫乡卫生院。

这种情况导致好多原来的小乡卫生院要么被闲置，要么被变卖，要么被几名老医生占着，要么成为新的卫生院分院，要么成为村卫生室。

而原来小乡卫生院的中医医生，要么被合并到新的卫生院，要么被辞退，要么干脆坚守在原来的乡卫生院单打独斗，"混到一天算一天"。

农村中医发展随着这种行政机构变化，任由随意发展。那些年，输液、打针治病比较流行，不管是卫生院，还是卫生室，就连江湖游医，都大肆向村民宣传"输液好得快"，"输瓶液"逐渐取代了"抓副药"，村民们开始有意无意冷淡中医药。

整个大环境都在向村民"灌注"输液、打针的好处，等于是一种隐蔽打压本身比例就比较低的中医药。

有时，我遇到一些极为棘手的疾病，建议患者选择中医药治疗，他们却说，"人家（指其他医生）都说输液好得快，吃中药疗效慢，你还是给我输液算了。"甚至遇到有些病例，只有中医药才有较为理想的治疗价值，我苦口婆心向病人或家属讲解要规范用中医药治疗，疗效才理想时，病人还会泼我一盆冷水，"你不输液，我请别人看去"。

这种种迹象，让我深深知道，农村中医药事业依旧在路上。

三、探访卫生院中医科发展

我开始接触一些原来的乡卫生院中医人员，从那里了解他们对农村中医未来发展的想法。

一名曾经在原公社卫生院从事中医诊疗的老医生，不愿意接受合并后卫生院的管理，坚决不到合并后的乡卫生院上班。他说："卫生院距离我家那么远（十多公里），我习惯在这里生活了，让我到那么远的地方去工作，实在是不习惯。"从他的话语中，我能感受到，合并后的卫生院等同于将原来的3家卫生院"伙在一起"，既没有职工住房，又没有固定的工资，中医医生基本上靠业务收入生活，"现在到处都流行输液、打针治病，我们的中医业务量减少，到卫生院去工作，等于去吃冷饭"。

一名具有主治医师职称的中医医生，原来在区卫生院中医科干临床工作，合并后区卫生院更名为镇卫生院，他依旧在原来的岗位工作。从其他乡卫生院合并而来的一名中医医生与他一并成为镇卫生院中医科的两名中医主力军。几年前，他通过关系，将妻子送到县卫生学校短训后，取得干个体医生资质。妻子顺理成章地在卫生院所在地街道干起了个体诊所，他在卫生院工作之余，多数时间在妻子的诊所内行医，多数采取输液为病人治疗，开中药处方成了偶尔的事情，甚至到卫生院看中医的好多病人，被他带到妻子诊所输液了。卫生院中医科成了他的应付式工作地点。而合并来的那名中医医生，简直有种坐摇摇车的感觉："我完全搞不懂现在我们单位的中医科是啥意思，他（指那名主治医师）几乎每天来耍会儿就走，一有病人，就到他自己的诊所去了。而我，开这样药，药房没有，开那样药，还是没有，我不晓得能在这里干多久?"

一名原来的小乡卫生院招进来的跟师学徒，他不愿意到合并后的卫生院工作，一直在原来的卫生院挂着村卫生室牌子行医。他说："我一个人干，安逸点，不受约束，找多用多，找少用少，最关键是自由。"当问及其所住房屋时，他说："反正是公家的，没人来管。"

一名在乡卫生院的中医医生，她父亲是原公社卫生院的老中医。父亲退休后，她顶替（20世纪80年代，工作可以顶替）父亲工作，来到卫生院工作。由于她所学基础知识不足，全靠父亲授予的中医基本知识、方药等，为病人看病。所以，她常常出现这样的处方，一种病固定一方，不管男女老少，只要是这种病，她都会开这个方。合并后的镇卫生院似乎对她的中医水平不感兴趣，她也有不想去卫生院的举动，最终造成"二家不愿"，她继续在原来的办公室内开展中医诊疗。不过，病人比较少。

一名已退休的卫生院中医医生，一生热爱中医临证。退休后，他再次返聘到卫生院中医科工作。没想到，卫生院合并后，其他卫生院的中医医生不愿意来，他独自一人单挑着卫生院中医科工作。

……

卫生院中医科成了不折不扣的形式科室，满大街诊所、街道诊所和卫生院形成了"剪不断、理还乱"关系，造就了从卫生院到卫生室，中医发展"一团乱"和"任其自由"模式。

四、村民钟爱输液治病

据我观察，大概就从那个时期起，农村村民对中医诊疗疾病有了明显的变化。很多人认为："输液、打针来得快，实在是经过打针、输液都不好的病，才可以考虑慢慢熬煮中药治疗。"

我遇到过一例奇特的病例。一名患有慢性气管炎的 70 岁老奶奶，因慢性支气管炎并发感染，喘促严重，先后到卫生院、街道诊所、村卫生室以及黑医处诊疗，都给予采用输液治疗，前前后后差不多输液两个周。在输液、打针的同时，有几个医生开过一些中药为其治疗，疗效不显。

前来就诊时，她看到我是一个年轻娃娃，有些不信任的感觉。先伸出一双手："医生，你给我看看，我是啥病？"

我看出她对我的不信任。我认真告诉她："老奶奶，仅凭脉相是不能百分百准确诊断疾病的。"

她迟疑一会儿说："我知道你晓得我啥病的。"

确实，她的喘促显露了她的病情。

我向她解释一番她这个病的病因和疗效预期等。希望她明白，反复输液、打针以及不规范的服用中药，疗效都不是很好。

等我说了半天，她说："医生，我液也输了，针也打了，中药也吃了，看你还有没有其他办法？"

我向她解释，规范服用药物，最好服用中药，是比较好的治疗方法。可她却说："药，我实在是不想吃了，除非，你敢保证，吃了一定有效，病一定要好。"

最后，她问道："小伙子，你这两年治过多少我这种病？

有哪些治好了的？我去问问看。"要不是看在她年事已高，以我的性格，我是会当场否决她的。

我为她解释："随便透露病人的信息是不行的。"我不能告诉你。

她却认为我没医术，没治过这种病例，然后留下一句"我今天没带钱，改天来抓药"，慢慢离开了诊室。

她的举动触动了我，农村中医被部分村民谬传比较严重，如何走好农村中医发展之路，或许是一个比较大的学问，甚至是一个需要漫长时间才能解决的问题。

当时我想，我每时每刻向民众普及正确的就诊观念和简明概要而易懂的中医药常识，就会有更多村民加入正确认识中医药和用中医药治病当中来。

五、场贩子卖草药

有一天，我到某个街道赶场。

街面上有几个"场贩子"吆喝着卖中草药。

我靠近其中一个药摊子，他将一块塑料布铺在街面的地面上，将每味中药用一个布袋子装着，放在塑料布上。比较显眼的有红花、人参、天麻、川芎、当归等。

一样一样地摆放好后，就算摆好了摊子。他开始吆喝着："走过路过，不要错过，专治风湿麻木、跌打损伤、关节痛、腰背痛……"

不一会儿，几个背着夹背篼儿的老人和几个妇女靠近了他的药摊子。他不停地看看靠近摊子的人们，用一根小竹棍指着摊子上的中药，不停地吆喝着："这是正宗的藏红花，来自西藏的正宗红花；这是绝对的野生天麻，专治头风、头晕；这是……"

有一个摇摇晃晃的老头靠近他的摊子，问道："你这药多少钱一副？"

"老辈子，你啥病？老人家，你哪儿痛？"

"我风湿重，枯伤严重……"

"没问题，保证你吃了有效。"

"多少钱一副药？"

"不算贵，20元一副，泡酒喝也可以，擦也可以。"

我看着，听着，想着，我跟村民开一剂中药，才3元至5元，他这个20元，还说不算贵。

经过一番交流，老头掏腰包购买了他的第一副药。

他找来一个浅绿色的塑料方便袋，口里不停地吆喝着：

约会中医

"这个藏红花，专治跌打损伤；这个千年健，专治风湿麻木；这个……"他边说，边抓出少量中药混在浅绿色口袋里。不一会儿，一副药就算抓完，递给购药老头，并叮嘱，"老辈子，回去（用烧酒）泡起，泡第一次药，少吃点。"

"好。"接过他递过来的药，老头小心翼翼地放在背上的夹背篑里，付了20元钱后，慢慢消失在人群中。

与此同时，一个接着一个来赶场上了年纪的老人，纷纷走到他摊子前面。

你一副，他一副。很快，他带来的药就卖完了。

看到还有好多人围着说要买，他说："你们等着，我到旅馆中拿起药来。"

转过身，他径直往街道斜对面走去。我顺着他走的方向看去，他很快串进了街道上的一家药店内。大概过了十几分钟，他提着几袋中药回来了。

有两个等不及的购药老人已经走了，还剩几个围观者。

他再次吆喝着："还有哪些要买的，专治风湿麻木、跌打损伤、劳伤枯伤……"

三三两两，慢慢三三，他又卖出去了好几副药。

我转过身，往街道另一头走去。看到一个与他类似的药摊子。只是，这个摊子上，摆着一些所谓的豹骨、虎骨、虎鞭、海马之类，其销售方式与之前的摊子差不多，价格要贵些，至少30元，甚至50元一副药，买的人虽然不是很多，还是有人买。

让我感到奇怪的是，街道上固定药摊子或诊所中，却少有人围着购药，特别是购买中药者，相对比较少。我边走边想，难道，卖药也要艺术?!

六、真心被冷漠冲垮

当年，受交通和经济水平等影响。很多村民从未到过县城。患病到县城诊疗，是村民"想都不敢想的事"。

随着前来请我诊疗的病人越来越多，我发现好多病人需要借助辅助检查才能准确诊断。但是，病人或家属明确表示："我没到过县城，找不到路（指的是对县医院的诊疗流程不熟悉）。"

我开始探索，将不能准确诊断的病人，一批一批带到县城综合医院做相关检查，得到相对准确诊断后，回来治疗。

为了满足村民看中医需求，我带他们到县城名中医处诊治。让我感到奇怪的是，在县城名中医那儿，他们愿意花钱一次开几副或十几副中药回来治疗。在我这儿，他们总是说："先开一副给我试试，有效再来抓。"

当我正为这事"想不通"的时候，一个村民的举动让我心寒。

这个村民的父亲因右膝关节肿痛多年，请当地很多医生诊疗，疗效不显。后来，他听信江湖游医吹嘘："扎几银针就好了"，在接受江湖游医针灸治疗过程中，可能因消毒不严，造成关节肿胀，疼痛更加明显。随即，家人请医生到家里为他输液治疗，前前后后请了四五个医生输液治疗后，疗效不显，前来请我诊疗。

详细了解他的病情后，我高度怀疑他关节腔有积液，建议他到县医院做相关检查确诊后再治疗。

带他到县医院检查的前一天，我有几个病人需要处理，同时又有几个病人要一并与我进城检查。我便给他家人讲，至少

约会中医

需要一名家属与我一路，第二天才能带他去检查，毕竟他行动不便，我要带着其他几个人，比较麻烦。

我们准备前行时，他的一对儿女一并要送父亲进城。我为此感到高兴，毕竟这样更方便。

若去迟了，医生下班，就不方便。一方面，去迟了，做不到相关辅助检查或检查不完，就得住宿下来，多花钱；一方面，毕竟其他病人仅是病人自己与我到几十公里开外的县城，没其他家人，带着一群人住宿，非常麻烦。

所以，我每次带病人进城做辅助检查，都是上午赶车去，下午赶车来。从我家到小镇街道上，要走两个多小时的山路，每次都得早出晚归，"两头黑"。

一般，我都是将病人带到医院，经医生诊察、开单，然后带他们去相关辅助检查科室，检查完等待取结果时，才去吃饭。

那天，当我带着一群人在医院各个科室间忙个不停，右膝关节有病的老头正在放射科检查，他的两个子女突然不见了。这怎么办？毕竟老人行动不便。

"谁是某某某的家属？"放射科医生喊道。

"我……我……"我边答应边往放射科走去，里面除了病人，没其他人。我问病人，"你的孩子们呢？"

"不晓得。"

"你不晓得啊？"

"不晓得。"

这下可麻烦了，若我在那里久等，就可能在医院正常的上班时间内，完不成其他病人的检查，下午可能回不了家。不等，又往哪儿找病人家属呢？

当年，不像现在有手机。想了一会儿，我跟带着的其他几名病人交涉，让他们一并在医院走道里等着，看护着行动不便的老人。我去医院周边找他们。我想，他们一定不会走远。

果不其然，我在医院周边着急地转了几圈，才发现他们坐在一个小馆子里用餐。我立即让他们赶快回到医院，照顾好他们的父亲，等待取检查报告单。我要趁下班之前，带其他病人做完相应的检查。

从那以后，我隐隐约约感觉到，一个人百分百真心，就算拼命去为他人服务，不见得会得到他人百分百理解。但是，我心中依旧有一个坚定信念，只要真心付出去研究医学和从事诊疗，那一定是对的，这是医生的天职！毕竟包括医生在内，"人类在疾病面前，依旧是一个襁褓中的婴儿"。

后来，《执业医师法》颁布实施前一段时间，我走出小山村，去了其他地方行医……

第六章　中医临证经验采撷

一、前言

实习结束后，我开办了自己的中医诊所，正式进入临证中医角色。

后来，《中华人民共和国执业医师法》颁布实施，我参加了国家医师资格考试，顺利一次性考取中医类别国家执业助理医师资格和执业医师资格。

开办诊所后，我有了自己的可支配收入，养成了自费订阅中医药刊物和购买中医药书籍的习惯。

一边临证，一边探索，是我学中医的坐标。所谓"活到老，学到老"，医学知识是探索不完、深不可测的海洋，中医药学是老祖宗留下的瑰宝，是几千年来人们同疾病做斗争的智慧结晶。我订阅刊物学习"新知识"的同时，依旧反复学习、斟酌探索家里祖辈留下的医古文书籍，如《炮制雷公药性赋》《金匮要略·心典》《妇人大全良方》等。每遇疑难疾病，诊疗"遇阻"时，要么寻找多年来阅读各种刊物的"读书笔记"，探寻诊疗措施；要么"询问"祖辈留下的医古文书籍，从中寻觅更多治疗疑难疾病的小道、小方、秘方等。

比如，在《金匮要略》"痰饮咳嗽病脉证并治"篇中有这样的记载，"支饮亦喘而不能卧，加短气，其脉平也"。"支饮不得息，葶苈大枣汤主之"。"脉沉而弦者，悬饮内痛。病悬饮者，十枣汤主之"。其中，十枣汤配方极为独特，原文为"十枣汤方，芫花，熬，甘遂，大戟，各等分，上三味，捣筛，以水一升五合，先煮肥大枣十枚，取八合，去滓，内药末。强人服下一钱匕，羸人服半钱，平旦温服之；不下者，明日更服半钱。得快利后，糜粥自养。"正如李彣曰，"三物皆味苦，苦以泄之，能直达水饮窠囊之处，但恐峻利泄人真元，故加大枣甘以缓之，且枣为脾果补土，所以制水也。"尤怡对上述关于支饮、悬饮的"经文"说，"不得息，肺满而气闭也，葶苈入肺，通闭泄满。用大枣者，不使伤正也"。

反复阅读上述经文，悟出经文本意是，凡有喘息不得卧者，都必须立即"直泻肺水"，不然"水在肺"更严重，病情必然加重。在临证中，面对反复发作的肺源性心脏病、肺气肿、慢性阻塞性肺病、慢性支气管炎等咳喘患者时，我常常在辨证处方中加一味大枣，既"补脾土"以防伤正气，又"甘以缓之"调和药性，从而让咳喘患者不会因"口感不合而厌倦"口服中医药治疗。

再比如，受生活水平改变、食谱变化等影响，慢性胃病患者（包括慢性浅表性胃炎、慢性糜烂性胃炎、胃溃疡、胃下垂、幽门螺杆菌相关性胃炎等）增多，一些患者从原来的"缺医少药"状态，不知不觉步入"把药当饭吃"环境，擅自运用各种各样的"保胃药"、抗生素等，最终导致就诊时，病情不再有教科书式的寒、热、虚、实，临证中医或多或少有辨证论治犯愁感。《证治汇补·心痛选方》中记载，"服寒药过多，致脾胃虚弱，胃脘作痛"。《景岳全书·心腹痛》中记载，"痛有虚实……久痛者多虚，暴痛者多实；得食稍可者为虚，

约会中医

胀满畏食者为实；痛徐而缓，莫得其处者多虚，痛剧而坚，一定不移者为实；痛在肠脏中，有物有滞者为实，痛在腔胁经络为实不干中脏而牵连腰背，无胀无滞者多虚。脉与证参，虚实自辨"。根据上述经文，我结合多年来的临证经验，创立了"一方治疗所有慢性胃病"的经验性方剂，辨证论治运用于所有的慢性胃病患者，疗效较为满意，倍受慢性胃病患者好评。

学习中医、临证中医、写作中医、传承中医 20 多年来，我一直与医古文秘密为伍、与中医药刊物公开为伴，运用较为简便的中医药为病人服务。从反复阅读中医药经典著作中，寻找到比较多的适合解决久治不愈疾病的方法；从服务病人过程中，深知来自不同环境的病人对诊疗和中医药服务的不同需求；从写作文章到发表作品过程中，了解了中医药是如何发挥更好的疗效为病人服务。

我从 1995 年来到临证中医这条路上一直到现在，寻觅到学习中医药的一条捷径小道，学习再学习，总结再总结。在学习和总结临证经验中，探索开创了诸如慢性肺病、慢性胃病、慢性副鼻窦炎、慢性阑尾炎、风湿性关节炎、腰椎病、慢性妇科疾病、慢性胆囊疾病等多种疾病的经验方剂。从患者诊疗后，反馈的信息来看，疗效较为理想。

我通过 20 多年不懈努力，获得国内权威的中医药行业刊物认可，成为某些刊物驻地记者、通讯员、专栏作家等，担任自媒体专栏写作，并在各级各类中医药行业刊物上发表了1500 余篇文章。其中，不乏临床经验、行业管理建议、基层中医药事业发展观点等文章，我选用部分文章放在本书中，供读者朋友参效，恳请读者朋友、同行友人等提出宝贵意见、指出瑕疵。

在此，我提醒读者朋友，医学是一门比较严谨的学科，本书所选载文章中涉及诊疗、用药、处方等，主要是提供给同行朋友参效或探讨的，恳请读者朋友不能擅自模仿处方运用。若确实需要的，请在正规医师的指导下运用！

二、自拟方治疗慢性胃病

发表于 2013 年 6 月 27 日《中国中医药报》

笔者行医 20 多年观察发现，受社会环境因素、生活水平改善、生活节奏加快等影响，慢性胃病患者有逐年增多迹象，农村逐渐成为慢性胃病"重灾区"。20 多年来，笔者根据慢性胃病特点，自拟慢性胃病方治疗各种慢性胃病，取得满意疗效，介绍如下：

基本方药：

北沙参 15 克，百合 10 克，半枝莲 15 克，海螵蛸 10 克，黄芪 15 克，白芍 15 克，乌药 10 克，甘草 3 克，水煎服，每日 1 剂，饭后温服。2 周为 1 疗程，连续服用 2 至 4 疗程。

辨证加减：

肝气郁结犯胃者，主要表现为胃痛每因情绪变化加重，善叹气、嗳气，胃痛连两胁等，加柴胡 10 克，香附 10 克，川芎 10 克；

肝胃郁热犯胃者，主要表现为胃脘痛伴烦躁易怒，口干口苦，泛酸嘈杂等，去黄芪、北沙参，加黄连 10 克，栀子 15 克，吴茱萸 6 克；

瘀血阻络胃痛者，主要表现为胃痛伴有大便黑，胃脘针刺样痛，夜间疼痛加剧等，加丹参 10 克，鸡血藤 12 克，炒槐花 10 克；

胃阴虚致胃痛者，主要表现为胃痛隐隐时作，口燥咽干，喜饮温热等，去海螵蛸，加生地黄 10 克，枸杞子 10 克，麦冬 10 克；

脾胃虚寒致胃痛者，主要表现为胃痛喜温饮，喜揉按，空腹痛甚，得食痛减等，去北沙参，加重黄芪量为 30 克，加桂枝 6 克，干姜 8 克；

湿困中焦致胃脘不适者，主要表现为胃脘痞满胀痛，肢困乏力，舌苔厚腻等，去北沙参、黄芪，加薏苡仁 30 克，白豆蔻 15 克（后下），砂仁 12 克（后下）；

浊膏犯胃致痛者，主要表现为胃脘痛伴体胖，喜食肥甘，胸脘痞满等，去黄芪、北沙参，加制半夏 8 克，苍术 15 克，茯苓 15 克；

幽门螺杆菌感染者，主要表现为反复发作的胃脘痛，幽门螺杆菌（HP）检测阳性，加败酱草 10 克，蒲公英 10 克，白花蛇舌草 10 克。

处方释义：

方中北沙参具有清肺养阴，益胃生津功效；百合具有养心安神功效，起"心静脾胃舒"的作用，《本经》记载，百合"主邪气腹胀，心痛，利大小便，补中益气"，其中"心痛"就是胃脘痛；半枝莲具有清热解毒功效，现代医学研究证实其对幽门螺杆菌（HP）感染相关胃病比较有效；海螵蛸具有收敛止血，制酸止痛等功效，《现代实用中药》标注"为制酸药"；黄芪具有补气升阳等功效，《珍珠囊》中有"黄芪甘温纯阳，其用有五：补诸虚不足，一也；益元气，二也；去肌热，四也；排脓止痛，活血止血，内托阴疽，为疮家圣药，五也"的记载；白芍具有养血敛阴，柔肝止痛等功效，《本经》曰，"止痛，利小便，益气"。《本草备要》有"补血、泻肝、益脾"记载；乌药具有行气止痛，温胃散寒等功效，《本草拾遗》中有"主中恶心腹痛，蛊毒……"的记载；加上甘草益气温中，调和药味，本方共奏健脾益胃，养阴和血，止酸解毒，养胃止痛等功效。

约会中医

临证经验：

笔者经过 20 多年临证观察，本方对病程较长、反复发作的慢性胃病（包括慢性浅表性胃炎，慢性糜烂性胃炎，胃溃疡，胃下垂，HP 相关性胃病等）患者，疗效理想。近 20 多年来，笔者观察发现，人们对健康追求越来越高，而绝大多数人健康素养又比较低，擅自运用各种各样治胃病药、"保胃药"、抗生素等，较为常见，导致寒热不分，脾胃受损。《证治汇补·心痛选方》中就有"服寒药过多，致脾胃虚弱，胃脘作痛"的记载。

临床上，胃痛病例辨证分型有时不明显，易于混淆。多数慢性胃病患者有不同程度的滥用、乱用药物行为，导致寒热不分、攻补不当，从而损伤胃阴，本方注重养胃阴、清胃热、治胃酸、理胃气为主要配方原则。临证时，辨证符合病人脉象，该自拟慢性胃病方，可以适用于各种慢性胃病疾患，效果理想。

病案举例：

例 A：患者，女，47 岁，农民，常年在外务工。

胃痛时作 10 多年，每遇情绪不畅而发作，调整情绪，适当服药好转，家人及自以为是"气病"，没引起重视。常年打工，时不时加班、换工作地点，导致胃痛时作时止。2 年前，一次加夜班过程中，突然胃痛剧烈，被送往医院诊察，胃镜显示，胃体黏膜充血、水肿，伴有针尖样溃疡多处，幽门螺杆菌（＋）。经治疗 3 天后缓解，回老家求诊中医。

刻诊：胃脘痛时作，痛连两胁，每因情绪变化加重，善叹气、嗳气，情绪易激动，偏瘦，食少纳差，月经少，先后无定期，舌苔薄白，脉弦细。

西医诊断：胃溃疡。中医诊断：胃脘痛，辨证为肝阴虚夹郁。

处方：北沙参 15 克，百合 10 克，半枝莲 10 克，海螵蛸 10 克，黄芪 15 克，白芍 15 克，乌药 10 克，当归 10 克，柴胡 10 克，香附 10 克，川芎 10 克，甘草 3 克，水煎服，每日 1 剂，饭后温服。禁食生冷硬结食物、烟酒、刺激性食物、夜宵，以及对胃有损害的药品等。

7 剂后，胃脘痛缓解，食欲增加。效不更方，2 周后，诸症明显缓解。时逢月经至，伴头晕，情绪不良，考虑有绝经综合征，暂时停用 3 天，服用六味地黄丸以调理。后继续用上方加减合服用六味地黄丸治疗 2 月，诸症悉除而愈。半年后，诸症未出现，复查胃镜，溃疡愈合，幽门螺杆菌（－）临床痊愈。嘱其注意节制饮食，随访 2 年，未见明显胃病症状发作。

例 B：患者，男，39 岁，汽车司机，2009 年 8 月 1 日初诊。

患者常出车，饥饱无度，致胃脘隐痛时作 5 年余。发病初，其自以为是"饿出来的胃病"，购买各种治胃病药物治疗，时好时作。3 年前，胃镜诊断为慢性浅表性胃（窦）炎，服用西药 2 周后好转，自行停药。半年后，胃脘痛又作，还是自行购买胃康灵、多潘立酮、铝碳酸镁片等服用，时好时作。半月前，胃痛加重，再次做胃镜显示，胃窦、胃体黏膜充血，水肿，胃窦伴有少量糜烂。幽门螺杆菌（HP）阳性（＋＋）。

刻诊：体质中等偏瘦，纳差，胃痛时作，偶有刺痛，上腹部剑突下按压痛，口燥咽干，喜饮温热，舌红少津，苔白，脉细涩。

西医诊断：慢性糜烂性胃炎。中医诊断：胃脘痛，辨证为胃阴虚夹瘀。

处方：北沙参 15 克，百合 10 克，半枝莲 15 克，黄芪 15

克，白芍 20 克，乌药 10 克，生地黄 10 克，枸杞子 10 克，麦冬 10 克，甘草 3 克，水煎服，每日 1 剂，饭后温服。

7 剂后，患者感觉症状缓解，偶有上腹饱胀。原方加木香 10 克，服用 1 周后，胃脘痛偶尔发现，食纳佳。继续加减服用至 1 个半月后，诸症悉除，停药。2 月后，复查胃镜，糜烂愈合，临床痊愈。嘱其禁食生冷硬结食物、禁食烟酒刺激性物品，保持饮食规律半年，以防复发。随访 2 年，未见复发。

【选载评议】

《中国中医药报》刊发这篇文章时，没刊载病案举例中第二个病案。

我临床 20 多年发现，很多人认为慢性胃病治不好、易反复发作。这是一个误区。实际上，多数急慢性胃病规范治疗，都能临床治愈。

那么，为啥总有人觉得胃病"断不了根"呢？我个人认为，有下面这些因素：

首先，多数患者未规范治疗。"痛则止痛，缓则不管"是多数病人对胃病治疗的认识理念。从医学角度来说，"痛则止痛，缓则不管"是对症治疗，非病根治疗。

胃病治疗包括对症治疗和病因治疗。对症治疗包括见痛止痛、见呕止呕、见胀消胀、见酸止酸等。病因治疗包括的内容比较广泛，比如，生活治疗、饮食治疗、抗菌治疗、抑酸治疗、防癌治疗（如根治幽门螺杆菌感染）等。

临床上，好大比例的病人要么仅是对症治疗，要么对症治疗与病因治疗交替，或断断续续，最终导致"啥药都吃了，不见疗效""请了很多医生，时作时止"的后果。久而久之，被误认为"胃病不能根治"。

其次，多数患者未真正了解胃病类型。比如，急性与慢性、浅表与糜烂、炎症与溃疡、化生与癌症、普通与 HP（幽门螺杆菌）等。

胃病包括急性浅表性胃炎、慢性浅表性胃炎、急性糜烂性胃炎、慢性糜烂性胃炎、十二指肠炎、胃溃疡、十二指肠溃疡、萎缩性胃炎、幽门螺杆菌感染性胃炎或胃溃疡、胃癌等。

中医学认为，胃病病因病机包括寒、热、虚、实等。归属于胃痛、吐酸、嘈杂、噎膈、反胃、呕吐、呃逆等病范畴。

也就是说，不管从现代医学来说，还是从中医药学来说，胃病的病因较为复杂，包含的类型比较多，甚至有很多病人证型是混合的。

再次，多数患者未明白胃病发展规律。多年前，就被国内外行业专家公认，胃病的发展规律为，从浅表性胃炎（包括急性浅表性胃炎、慢性浅表性胃炎等），到糜烂性胃炎（包括萎缩性胃炎等），到胃溃疡（包括十二指肠溃疡等），到肠化生（肠化生指的是胃黏膜上皮细胞被肠型上皮细胞所代替，简单地说就是胃功能基本丧失），到胃癌（最后一步）。

这个被行业公认的胃病发展"五步走"，有的病人不一定有"五步"，从胃溃疡直接到胃癌，省略了肠化生。从治疗角度来说，胃溃疡是胃病转归的中间点。也就是说，一旦发展到胃溃疡了，一不小心可能会成为肠化生，然后达到胃癌，或直接成为胃癌；同理，胃溃疡得到规范化治疗，病情可以一步一步从胃溃疡到糜烂胃炎到浅表性胃炎往回退。

所以，胃病患者了解胃病发展规律，及时规范治疗是重中之重。

最后，多数患者对如何选择治疗盲目。这是我行医 20 多年来发现，胃病患者最严峻的问题。治疗胃病，选择中医还是西医？输液还是口服药？中药汤剂还是散剂？中成药还是配方

约会中医

颗粒？单纯中医或西医还是中西医结合？这是多数胃病患者难以抉择的问题。

在临床上，常常听到这样的声音，"某些医生说的，西药治不好胃病，还是要中药""某些医生说的，中药治不好胃病，还是要西药""中西医结合治疗才行"。从某种角度来说，胃病患者自我感觉难治与其接受信息不对称不无关系。

久而久之，多数胃病患者，特别是慢性胃病患者不知不觉步入"治治停停"过程中，"风来随风，雨来随雨"。

总的说来，我治疗胃病的经验是，准确诊断、规范治疗、中医为主、西医为辅；饮食治疗大于药物治疗、疗程治疗优于特效治疗、病根治疗结合对症治疗。

三、加味三子养亲汤 肺源性心脏病良方

发表于 2012 年 5 月 18 日《中国中医药报》

三子养亲汤出自《韩氏医通》，其主要用于痰壅气滞导致的咳喘等证，由白芥子、紫苏子、莱菔子组成。笔者用其加减为"五子肺心病方"，治疗肺源性心脏病，疗效满意，介绍如下：

组成及用法

白芥子 10 克，紫苏子 12 克，车前子 10 克，葶苈子 8 克，莱菔子 10 克，大枣 10 克，所有药品包煎，分 3 次温服，每日 1 剂。7 天为 1 个疗程。1～2 个疗程后，肿消，咳喘缓，改用辨证处方加减治疗。

病案举例

患者王某某，女，1946 年出生，平素有慢性支气管炎 20 多年。2006 年 8 月 12 初诊。患者 3 月前，由于气候变化导致慢性支气管炎发作，先后在村卫生室、乡镇卫生院以"慢性支气管炎伴感染"治疗 3 周，未见明显好转；转到地方疾控中心以"肺结核、慢性支气管炎伴感染"治疗 1 月余，未见好转，病情反加重；转到县人民医院以"肺气肿、肺源性心脏病、慢性支气管炎"等治疗 2 周，病情更加重，达到喘不能动，口唇发紫，全身中度浮肿；转到三甲医院诊断为"慢性肺源性心脏病心功能衰竭、慢性支气管炎伴严重肺部感染"，病危，随时有生命危险，患者及家属担心死在外地，放弃住院治疗，回家"等死"。遂来求笔者上门诊治，"死马当活马医"，只是尽点人道治疗而已。

诊见：喘气不能坐卧，依椅而坐，口唇发绀，不能动弹，

动则喘气加重，颜面浮肿，时有咳嗽，痰多伴黄，食欲差，胸腹有胀闷感，足跗浮肿，有明显凹陷，小便量少而黄，大便偶有结，舌淡苔厚腻，脉濡数无力。血压：140/98mmHg，心率：143 次/分，体温：37.8℃，呼吸次数达 30 次/分。

西医诊断：慢性肺源性心脏病伴心功能衰竭，慢性支气管炎伴感染。中医诊断：痰饮，喘证，肺胀，胸痹。辨证：痰热阻肺，水饮凌心，脾肾阳虚。

治疗：

1. 西医给予抗感染、纠正心衰等治疗，分别用头孢拉定、香丹注射液、替硝唑等静脉用药，每天液体量控制在 250 毫升~300 毫升，每天 1 次。

2. 中医汤剂：熟地黄 20 克，山药 10 克，白术 15 克，茯苓 15 克，泽泻 10 克，山茱萸 10 克，丹参 10 克，麻黄 5 克，大枣 5 克，水煎服，每日 1 剂。温服。

治疗两天后，患者无明显好转，反心悸、心慌，喘气加重。考虑水饮凌心，心脉瘀阻，肺络不宣，继续按西医方法治疗，停用上方，改方为：

白芥子 10 克，紫苏子 12 克，葶苈子 8 克，莱菔子 10 克，车前子 10 克，麻黄 3 克，大枣 10 克，布包水煎服，煎 2 次混匀分 3 次服用，每日 1 剂。

2 剂后，患者明显感觉好转，心率降到 102 次/分，呼吸次数降到 26 次/分。笔者恍然大悟，原来患者病情一次次加重，达到极其严重的状态，是因大量输液，水湿过多，饮停胸肺，心脉瘀阻而致。效不更方，以防攻伐太过，再伤正气，加黄芪 15 克，丹参 10 克。

1 周后，患者能下床适当走动，食欲增加，浮肿明显减轻，血压 128/80mmHg，心率 83 次/分，呼吸 23 次/分，余症明显减轻。2 周后，浮肿消退，咳嗽次数少，痰少，可以缓慢走动，稍动重喘气，舌淡苔薄白，脉细数有力。

停用西医治疗，在后方基础上随证加减治疗 1 月余，诸证轻微，可做一般家务。再随证加减调养 1 月后，到县医院做 X 摄片显示，肺源性心脏病临床痊愈，慢性支气管炎并发的感染完全控制，临床治愈。嘱避风，防着凉，慢性支气管炎发作及时治疗，随访 3 年，未见复发。目前还健在。

按：慢性肺源性心脏病患者大多数因基础疾病如慢性支气管炎等加重而致。西医对该病的治疗方法主要是控制感染、改善通气、合理氧疗等。导致心功能衰竭者可用利尿剂、扩血管药等。根据该病的基础病及并发症等，归属于中医的喘证、哮证、肺胀、痰饮、胸痹等病范畴。

对于本病的病机，在基层的认识不是很到位，部分患者因为反复的输液，液体量过大、过快，导致饮停胸肺而加重。笔者在三子养亲汤的基础上加车前子、葶苈子、大枣。方中白芥子味辛性温，具有温肺祛痰，利气散结等功效，《本草纲目》载"利气豁痰……治咳嗽反胃"。紫苏子味辛性温，具有止咳平喘等功效，《本经逢原》称其为"胸膈不利者宜之……为除喘定嗽、消痰顺气之良剂"。葶苈子味苦辛性寒，具有泻肺平喘，利水消肿等功效，《药性论》说其"疗肺壅上气咳嗽，除胸中痰饮"。车前子味甘性寒，具有利水通淋、清肺化痰等功效，《药性论》认为其为"去心胸烦热"的佳品。莱菔子味辛甘性平，具有消食化积，降气化痰等功效，《本草纲目》载其"下气定喘，治痰"。大枣具有补中益气、调和药性等功效，《日华子本草》称其具有"润心肺，止嗽，补五脏，治虚损"等功能。六药共凑清肺平喘、润肺化痰、泻肺消肿、利水除饮等功效，对减轻该病心功能衰竭有很好的疗效。

约会中医

近年来，笔者每遇到慢性肺源性心脏病因为反复不规则应用液体导致加重的患者，用此方后都收到比较理想的疗效，说明该方在改善心肺功能方面有较好的临床效果。笔者观察，不管什么证候的慢性肺源性心脏病患者，出现浮肿时用该方都会很快使肿消，且大多数肿消后不反弹，肿消则余证随之缓解。

【选载评议】

20 世纪 90 年代，我开始学医、从医时，农村病人中，因慢性支气管炎、哮喘等疾病导致慢性肺源性心脏病病例较为常见，多数病例因此而病逝。

在我的记忆里，一些慢性肺源性心脏病连准确诊断都没获得，便因病情加重而不治。一些慢性肺源性心脏病患者因反复不规律的使用抗生素、输液，导致病情反反复复加重而不治。

其中，我遇到过这样一例特殊病例，她的不幸，不知是谁的悲哀。

杨阿姨病故的思考

1998 年，我来到镇上行医。当年，我是镇上唯一以中医药为主治病的青年医生。一些慢性病患者成了我的"老顾客"。其中，一名当年 55 岁杨阿姨经反反复复来就诊，成为我的"忠实顾客"。

杨阿姨患的是慢性支气管炎伴哮喘，每年春夏秋冬交节时，因气温差异而发病，严重时喘气不能动弹，家人赶紧准备"后事"，经过一番惊吓、折腾后又继续生活。自从她成为我的"忠实顾客"后，我运用中医药为其治疗，发作时规范治疗，缓解期预防保健。结果，她的病发作次数明显减少，生活质量明显改善。

这样，杨阿姨成为我诊室的"常客"，用她的话说："只有我能治她的病，其余的医生都是越治越重。"之后，她一直请我诊疗。

直到 2006 年，新农合全面铺开改变了杨阿姨命运。

2004 年，我退出卫生院工作，重新干起个体诊所。成为镇上自《执业医师法》颁布实施后，第一个也是唯一一个通过执业医师资格考试取得有效行医资质的个体诊所。2005 年，新农合在我们当地全面铺开，杨阿姨家庭被纳入"必须完成自愿参合的农户"。我的诊所被拒之于"新农合定点"之外。也就是说，杨阿姨在我这儿诊病，不能享受新农合报销。

不知是老天戏弄杨阿姨，还是什么。2006 年农历三四月，杨阿姨病发了。先来我诊所治疗两天后，被家人和卫生院一名"好医生"劝说："在他（指我）那里治疗，不能报销（新农合），还是到卫生院治疗，能报销。"

在家人和"好医生"劝说下，第三天，杨阿姨转诊住进了卫生院。治疗（输液为主）一周后，病情加重，用杨阿姨老伴话说："只差死了，反而比没治疗更严重。"

在卫生院医生推荐下，杨阿姨被转到县防疫站。经拍片、化验、验痰等检查后，被诊断为"肺结核？慢性支气管炎伴感染。"医生开了两个月的抗结核药、抗生素、补益药等回家口服治疗。

治疗两周后，杨阿姨病情愈发严重，有"断气"征兆。家人及时将她送到县人民医院住院，诊断为慢性支气管炎并发感染、慢性肺源性心脏病等，治疗两周后稍好转，回家口服药物治疗。

两周后，杨阿姨病情再次因气候骤变而加重。这回，杨阿姨家人认为："某医生（指我）用中医为主治疗，我们还是回县医院治疗。"

约会中医

在县另一所医院住院治疗两周后，杨阿姨病情加重。被转院到市级三甲医院，确诊为慢性肺源性心脏病、肺气肿、慢性支气管炎、心功能衰竭等多种疾病。"没有办法治疗了，只能回家准备后事。"杨阿姨老伴用市医院医生的话说。

转回家中，杨阿姨只能无奈地等到"断气"那天到来。可是一周后，这个"断气日子"还是不来，家人看到杨阿姨这样"等死"有些不忍心，前来要求我上门诊疗，死马当活马医，了结人心。

历经卫生院、县医院、市医院诊疗和享受"能报销"，除去报销费用，自掏腰包1万多元，杨阿姨险些丢了命。家人及杨阿姨才开始对报销动摇："钱依旧出了，关键被折腾得死去活来，不知道谁说的有理。"杨阿姨老伴告诉我："这回，我坚决不送她到其他地方治疗了。"

经过详细诊察，杨阿姨病情因被反复输液，液体量过大，导致心肺功能衰竭而加重。严重时，半小时不能回话，喘气不能动弹，颜面青紫，四肢及颜面明显浮肿……

我给杨阿姨制定了中西医结合诊疗方案，并嘱咐说："这病不一定是死路一条，规范治疗，还有活的希望，只不过，不能再这样滥用输液了，液体过大，心肺负荷不能承受……"

杨阿姨从六月初开始接受我的诊疗，两周后明显好转。治疗和调养半年，杨阿姨因慢性支气管炎引发的并发症基本治愈，包括心功能衰竭。我嘱咐她及家人，一旦有感冒症状及其他病兆，要及时前来诊疗，以免复发。

一年后，杨阿姨基本康复，能自己种菜到菜市去卖。杨阿姨和老伴对我说："虽然在您这儿花了几千元不能报销，比报销有效……"

说真，当时杨阿姨和老伴的话，我根本没当真。不过，我还是为杨阿姨因新农合报销而险些丢了性命感到无奈。

后来的几年里，杨阿姨不管啥病都请我诊疗。照样种菜卖、干农家活，和老伴一同早出晚归。

2012 年四月，杨阿姨再次因气候骤变导致慢性支气管炎并发感染，立即来我诊所诊疗，治疗 5 天，明显好转。就在第 6 天，我要到 40 多公里开外的县城参加行业主管部门召开的一个会议，得耽搁两天。不能及时为杨阿姨治疗。

此时，杨阿姨儿女似乎忘记了 2006 年劫难，对我说："正好你有事，你这里又报不到（新农合），我们把我妈送到卫生院住院，能报销。"

有些不情愿的杨阿姨和老伴说道："哎呀，就等某医生回来治疗，反正好转了。"

我只能满足他们的要求："好吧，你们可到卫生院治疗，正好我确实有事，真不好意思。"

杨阿姨儿女执意要将她送到卫生院住院，"能报销新农合，至少少花点钱。"或许是卫生院医生对杨阿姨病情不完全了解，治疗几天后，病情逐渐加重，很像 2006 年病情"复制"。此时，杨阿姨和老伴坚决要回来请我诊治，孩子们总说我这儿报不到（新农合）。

无奈之下，杨阿姨只能根据卫生院医生建议转院到县医院，"那里，也能报销（新农合）。"

治疗不到十天，杨阿姨被宣告不治。

老伴料理完杨阿姨后事后来到我诊所，诉说杨阿姨的不幸："要是听我的多好啊！那年（2006 年），她那么严重你都给她治好了。这次，还没那次严重，就是孩子们总是说，在你这里治疗，不能报销。我都给孩子们说了，能报销不一定有效，他们就是不听，哎！哎……那年，要不是我有点结余钱，

约会中医

那次她就走成（病逝）了，此次就是因为我没结余钱，需孩子们出钱。他们出钱，没想到就这样了。"

作为一名医生，我没办法定论杨阿姨的不幸是什么。有一点是肯定的，她不愿意去享受"报销"，亲人必须让她去享受"报销"。

犹如杨阿姨老伴说："哎呀，她已经是幸运的了，多活了五六年，要不然，2006 年就走了。"我真不知道她老伴所说的"幸运"是什么。

对于慢性肺源性心脏病、慢性阻塞性肺病等慢性肺部疾病，病死率本身比较高，这导致病人与临床医生都可能感受到诊疗信心不足。实际上，规范遵照中医理论分别从发作期、缓解期辨证论治，发作期加上现代医学对症治疗，疗效还是较为理想的。临床上，这类患者多数被反复输液，输液滴速和液体量控制不好者，容易导致心肺负荷增加，病情加重。

四、中西医结合治疗胆石胆囊炎案例及经验总结

发表在 2018 年第 6 期《中国社区医师》第 29 页

【案例】反复发作胆囊炎 10 余年，中西医结合治疗痊愈

患者，女，45 岁，2013 年 2 月 16 日初诊。

病史患者患慢性胆囊炎 10 多年，期间腹痛、恶心反复发作，5 年前检查出胆结石。1 个月前，患者再次出现右上腹疼痛，伴有恶心，自以为是胆囊炎发作，用消炎利胆片、元胡止痛片、结石通片等治疗 4 天，缓解不明显。遂到卫生院住院治疗（具体用药不祥），1 周后，疗效依然不显著，并伴有颜面黄疸，转到县级医院就诊。在县医院完善了 B 超、血常规、血糖等检查，诊断为胆囊结石、胆囊炎、脂肪肝，要求住院手术治疗，但患者惧怕手术，要求保守治疗，因此到笔者处要求中医治疗。

诊见患者体型肥胖，右上腹隐隐作痛，阵发性加剧，并牵扯肩背部疼痛，口苦，轻微厌油感，面色淡黄，饮食欠佳，忧心忡忡，小便黄，大便秘结，上腹饱胀，墨菲征阳性。体温 37.6℃，血压 130/88 毫米汞柱，舌苔黄腻，脉弦数。

西医诊断 慢性胆囊炎、胆结石、脂肪肝。

中医诊断胁痛（肝气郁结，湿热内阻）。

治疗及转归 1、禁食油腻、动物内脏等食物。2、口服药物：消旋山莨菪碱片，每次 5 毫克，6 至 8 小时服用一次，疼痛缓解后停服；胆宁片，一次 5 片，每日 3 次。3、口服中药汤剂：柴胡 15g 枳壳 15g 白芍 20g 木香 15g 厚朴 15g 秦皮 10g 郁金 15g 川芎 10g 蒲公英 15g 白术 15g 薏苡仁 30g 苏叶 15g 甘草 10g 大枣 2 枚，水煎服，每日 1 剂，饭后温服。

治疗 3 天后,上腹疼痛、饱胀减轻,食纳稍好,予以停服消旋山莨菪碱片,其余治疗不变。

治疗 1 周后,患者上腹疼痛基本消失,精神状态佳,面色黄、尿黄依然存在,考虑郁结消而湿热不退,继续中药汤剂治疗。处方:龙胆草 10g 茵陈 10g 柴胡 15g 白芍 20g 栀子 10g 厚朴 10g 薏苡仁 50g 黄芩 10g 茯苓 15g 郁金 15g 丹参 10g 山楂 15g 白术 15g 甘草 10g 大枣 2 枚,水煎服,每日 1 剂,饭后温服。

用上方加减治疗 4 周后,诸证悉除,停药观察 2 周,未见复发,嘱其注意饮食起居,随访 2 年,未见复发。

【经验总结】

中西医结合治疗减少胆囊炎复发,甚或避免手术

据文献记载,我国慢性胆囊炎、胆囊结石患病率高达 16% 。随着人们生活水平的提高,高脂、高钙等饮食结构不合理现象的发生,患病率有上升趋势。该病也是基层医生临床上常遇见疾病。

现代医学认为,不能通过药物有效控制的胆囊胆石所致胆囊炎反复发作患者,需采取手术摘除胆囊方法治疗。然而,一些患者害怕手术,要求采取非手术治疗。笔者临证发现,胆囊结石所致的胆囊炎采取"西医对症、中医对病"方法治疗,可减少或延迟手术。即发病时,及时采取现代医学抗感染、解痉止痛等方法治疗,让患者临床症状得到及时缓解,然后通过中医辨证论治用药,减少复发,甚至避免手术。

中医治疗需分清"标本缓急"

胆囊炎属于中医学"胁痛""黄疸"等范畴,多由肝郁气结、肝胆湿热、浊瘀停着、肝阴亏虚、脾胃虚寒等引起,常与情绪不调、饮食不洁等有关。《症因脉治·胁痛论》中有"内

伤胁痛之因……或死血停滞胁肋，或恼怒郁结，肝火攻冲，或肾水不足，……皆成胁肋之痛矣"记载，胁痛多由内因所致，与饮食、情志等因素密切相关，在《古今医鉴·胁痛》中就有"胁痛者，……若因暴怒伤触，悲哀气结，饮食过度，冷热失调，颠仆伤形，或痰积流注于血，与血相搏，皆能为痛"的描述。（原文未刊出）本例患者体胖，平素喜食膏脂食物，致肝胆湿热，浊瘀日久，结石内阻是病根，因反复发作，"害怕疾病复发"忧郁情绪和不慎饮食是发病诱因。

急则治其标，缓则治其本。因此，先采取疏肝理气，缓急止痛方法，用柴胡、枳壳、木香、郁金、川芎等疏肝解郁、理气止痛，厚朴、秦皮、薏苡仁、蒲公英等清热利湿解毒，白芍、甘草、白术、大枣等健脾养胃、柔肝缓急止痛，以治其标。待病情缓解后，用龙胆草、茵陈、栀子、黄芩等清肝火、除肝热、退黄疸，茯苓、山楂、郁金、丹参、白术等利湿、散瘀、消积，治其本。加上后期节制饮食、调畅情志等，避免反复发作而康复。

胆为六腑之一，不应轻易切除

中医学认为，胆为六腑之一，"胆者，中精之腑"，内藏清净之液，助饮食物消化，是脾胃运化功能得以正常进行的重要条件。也就是说，胆是消化系统中较为重要的器官之一。

《东医宝鉴》中说，"肝之余气，泄于胆，聚而成精"。即胆汁由肝之精气所化，储存于胆，胆汁的化生来源与肝疏泄和调节功能密切相关。《黄帝内经》云：气以壮胆，邪不能侵。胆囊存在，功能使然，能帮助脾胃运化，辅助肝脏疏泄，甚至醒脑等。从这些生理角度看，过早进行胆囊切术，对身体或多或少都有影响。对胆石胆囊炎患者来说，能推迟做胆囊切除术，就是对生命质量提高的体现。（原文未刊出）

【选载评议】

如今，诊疗设备越来越先进。很多地方已开展内镜胆结石取石术，对胆结石所致胆囊炎患者来说，是福音。

不过，临床上还是有少部分病人特别害怕手术，"拖得了一天算一天，拖得了一年算一年"。对于这类病人，要求临床医生为其保守治疗，减少复发机会。

那么，胆囊结石所致胆囊炎患者该采取何种方法治疗，疗效才好呢？我经过20多年的临床经验总结，中西医结合治疗是比较好的选择。据文献记载，多数胆结石患者不需治疗，除非伴有并发症。

五、十诊慢治肾病综合征病案

发表在 2016 年第 36 期《基层医院·医师在线》杂志第 36 - 37 页

患者，男，36 岁，2009 年 9 月 5 日初诊。患者半年前始有颜面及脚踝处轻微浮肿，疲乏无力，腰酸软，自以为饮酒过多所致，并未引起重视。3 月前患者外感出现恶寒、咳嗽等证后，颜面及脚踝浮肿明显加重，伴有腹部水肿，乏力明显等。当地卫生院以"上呼吸道感染、肾炎"收住入院治疗 2 周，外感症状消失，浮肿稍有缓解，回到口服抗生素、利尿药等治疗（具体用药不祥），病情时轻时重。

1 月前，患者病情突然加重，伴有抽搐，县级人民医院诊断为肾盂肾炎、轻微肾功能衰竭，住院治疗 1 周后稍好转。但出院不到 1 周，患者病情再次加重，全身浮肿，服用利尿药利尿后出现抽搐，市级三甲医院诊断为肾病综合征、肾功能衰竭（中度），建议住院治疗，必要时接受透析治疗等。但患者家境贫寒，放弃住院治疗，出院后来我处就诊。

出院时，患者已接受激素治疗 10 天，每日泼尼松龙服用至 60 毫克，并每日至少服用 1 次利尿药。出院后患者擅自加大呋塞米剂量，每日用至 30 至 40 毫克。

诊见：全身水肿，颜面、胸腹部、双下肢明显，水肿处按之凹陷，面色无华，腹胀，困倦，精神不振，时有叹气，腰部胀痛，尿少色淡黄，全身皮肤散发性疹子，偶有米泔样尿，舌苔厚腻，舌质紫，脉细沉弦，体温 37.8℃，血压 168/105mmHg。最后一次出院时，尿蛋白（4 +），血清肌酐 153μmol/L，尿素氮 8.89mmol/L，血浆白蛋白 24g/L。

西医诊断：肾病综合征，肾功能衰竭？

中医诊断：水肿，辨证：脾肾气虚，浊瘀内阻。

治疗：1、戒烟酒，禁食辛辣、刺激性食物、萝卜、柚子等，限制盐量，卧床休息为主。2、将泼尼松龙每天减量5毫克，直至每日10毫克时，再根据病情情况酌定用量。3、口服卡托普利片，每次25毫克，早晚各1次；氢氯噻嗪片，每次25毫克，早晚各1次；头孢拉定胶囊，每次250毫克，早晚各1次。4、中药处方：黄芪30克，白术15克，麻黄绒6克，连翘15克，大腹皮15克，薏苡仁30克，丹参12克，赤小豆10克，车前子10克，红花5克，瞿麦15克，泽泻15克，茯苓15克，甘草8克，水煎服，每2日1剂，每次与西药相隔1小时后服用，2剂。

二诊（2009年9月9日）：接受治疗4天后，患者浮肿更明显，血压160/100mmHg，余症如前，舌苔厚腻程度有改变，舌质紫稍淡。浮肿加剧考虑与减激素量有关，舌质、舌苔变化属于有效表现，原方将红花加重至10克，加桑白皮15克，陈皮10克，生姜皮5克，4剂。

三诊（2009年9月18日）：浮肿稍减轻，腹部较为明显，精神稍好，尿量增多，乏力，困倦，体温36.8℃，血压143/98mmHg，泼尼松龙用量已减至每日10毫克，舌苔厚腻程度继续减轻，舌质淡紫，脉细沉。

将氢氯噻嗪和头孢拉定改为每日1次，处方：黄芪40克，白术15克，桑白皮10克，通草5克，麻黄绒3克，连翘10克，大腹皮10克，薏苡仁40克，丹参15克，赤小豆10克，车前子10克，红花6克，瞿麦15克，泽泻10克，茯苓15克，甘草8克，水煎服，每2日1剂，5剂。

四诊（2009年9月28日）：浮肿比三诊时稍重，尿量基本正常，精神好转，体温 37.0℃，血压 145/98mmHg，询问得知，患者中途擅自将泼尼松龙减至每日 5 毫克。诊察未见其他明显不适症状，嘱其保持每日 5 毫克剂量，不再加量。根据三诊处方加减，4 剂，治疗 8 天后到综合医院做相关检查。

五诊（2009 年 10 月 8 日）：患者前一天到县级医院做 B 超显示：双肾体积稍增大。尿蛋白（3 +），血清肌酐 141μmoI/L，尿素氮 8.06mmol/L，血浆白蛋白 28g/L，血白细胞、红细胞指数在正常范围，说明患者肾功能衰竭情况有所好转。浮肿比二诊时减轻，有 5 天未出现时重时轻，基本保持原有浮肿状态，尿量稍多，精神明显好转，血压 140/91mmHg，舌质淡紫，舌苔厚腻伴白，脉细涩。

卡托普利用量不变，泼尼松龙每日 5 毫克，每 3 日停用 1 天，氢氯噻嗪、头孢拉定继续维持之前每日 1 次量。处方：半枝莲 10 克，黄芪 30 克，白术 15 克，麻黄绒 6 克，连翘 15 克，桑白皮 10 克，大腹皮 10 克，丹参 12 克，赤小豆 10 克，车前子 10 克，红花 5 克，瞿麦 15 克，泽泻 10 克，茯苓 15 克，甘草 6 克，水煎服，每 2 日 1 剂，5 剂。

六诊（2009 年 10 月 20 日）：浮肿逐渐减轻，精神逐渐好转，所有临床症状均好转，未见激素反弹反应，尿色正常，血压 138/89mmHg，舌质淡舌边紫，舌苔厚伴白，脉细涩。

将卡托普利改为每日晨服 1 次，每次 25 毫克。泼尼松龙每次 5 毫克，隔日 1 次，服用 10 天后减为 3 日 1 次，服用 20 天后减为 4 日 1 次，服用 30 天后改为 5 日 1 次，服用 40 天后停用。氢氯噻嗪根据浮肿程度酌情服用，停用头孢拉定。中药处方继续随证加减，并服用 3 剂后休息 1 至 2 天再服用，每隔半月复诊。

七诊（2009 年 11 月 24 日）：患者服用中药 13 剂后，自行停用泼尼松龙，遂到综合医院检查，B超显示：双肾体积基本恢复正常。尿蛋白（＋＋），血清肌酐122μmol/L，尿素氮7.08mmol/L，血浆白蛋白28g/L。诊见颜面、胸腹部仅有轻微浮肿，双下肢浮肿明显，久坐或活动后，踝关节处浮肿加重，偶有滑精、遗精、盗汗，血压136/83mmHg，舌质淡，舌边紫，舌苔厚伴白，脉细涩。

停用泼尼松龙，继续每日1次，每次25毫克服用卡托普利，氢氯噻嗪根据浮肿程度酌情服用，每日1次，每次25毫克。处方：枸杞子10克，山茱萸10克，白术15克，丹参10克，连翘10克，麻黄绒3克，赤小豆10克，半枝莲12克，茯苓10克，泽泻10克，瞿麦10克，甘草5克，水煎服，每2日1剂。

八诊（2010年2月14日）：患者服用七诊处方20剂后，仅颜面和踝关节出浮肿，并且比较轻微，滑精、遗精、盗汗减轻，腰酸腿软，忧心忡忡，自述停用氢氯噻嗪半个月。血压130/85mmHg，舌质淡红，舌边紫红，舌苔薄白，左脉弦数，右脉弦紧。详细询问得知，患者误以为肾功能衰竭就是生育功能衰竭，担心以后性功能减退，失去生育能力。

给予心理开导，继续服用卡托普利，并服用中药治疗，处方：柴胡10克，山茱萸10克，淮山药10克，炒山楂10克，白术15克，丹参6克，连翘10克，麻黄绒3克，赤小豆10克，半枝莲12克，茯苓10克，泽泻10克，瞿麦10克，甘草5克，水煎服，每2日1剂。

九诊（2010年6月10日）：按照八诊处方间断服用3月后，患者病情得到有效控制，筹备结婚，因情绪波动和劳累导致消退的浮肿有加重迹象，伴有腰膝酸软，健忘，血压126/80mmHg，考虑肾阳受损。

处方：补骨脂 10 克，枸杞子 10 克，五味子 10 克，山茱萸 10 克，炒山楂 10 克，白术 10 克，丹参 6 克，连翘 10 克，麻黄绒 3 克，赤小豆 6 克，半枝莲 12 克，茯苓 10 克，泽泻 10 克，瞿麦 10 克，甘草 5 克，水煎服，每 2 日 1 剂。卡托普利每 2 日 1 次。

十诊（2010 年 12 月 25 日）：患者停用卡托普利 3 个月，间断服用九诊处方治疗 3 月后，到综合医院做相关检查，肾脏恢复正常，尿蛋白、血清肌酐、尿素氮、血浆蛋白等均正常，达到临床痊愈，停药观察。

半年后，患者未见复发，步入婚姻殿堂；4 年后回访，患者有两个孩子，偶尔感冒时，脚踝有轻微浮肿，其余未见异常，嘱其继续注意饮食以及慎用药物等。6 年后，患者恢复如常人，两个可爱孩子已上学，夫妻恩爱、家庭幸福。

按语

本例患者因平素嗜食烟酒成瘾、冷暖无度，导致脾失健运，湿浊内生，湿热久羁，致使中焦升清降浊之权失能，三焦壅滞；外加感受风邪，阻碍于肺，肺失宣降；不规范运用抗生素、激素等药物，湿毒内阻，侵淫肌肤，导致水液代谢受阻；久病过多用药，导致肾气受损；多病因致浊瘀内阻，水道不通，全身水肿。

《金匮要略·水气病》记载，"诸有水者，腰以下肿，当利小便；腰以上肿，当发汗乃愈"。患者全身水肿，当以发汗、利小便并举，以消肿；《血证论》中指出，"瘀血化水，亦发水肿，是血病而兼水也"。结合患者病机，浊瘀内阻，当兼用活血化瘀、补气散瘀等品。故以麻黄连翘赤小豆汤合实脾饮方加减，方中麻黄宣肺解表利水，与大腹皮、车前子、泽泻、赤小豆配伍，发汗与利小便并举，助膀胱化气以消肿；连翘与薏苡仁、茯苓、瞿麦配伍以清热利湿消肿；黄芪与白术健脾补气，防利水伤津而加损正气，以固肾气；丹参、红花活血化瘀，血行水也行；甘草调和药性并健脾。诸药配伍共奏清热、利湿、解毒、补脾、益肾、利水、化瘀等功效，再加随症辨证论治以及西药对症治疗，收获良效。

在基层偶尔会遇上这种家庭经济极为困难，无力继续往上级医院就诊的患者，按照中医思路辨证论治，严密观察病情，随证加减诊疗，或可能起到意想不到的疗效。

【选载评议】

这个病案中患者首次来诊时，基本失去了治愈信心，因正处于谈爱情时期，既担心自己病情得不到有效控制，又担心女朋友因此而有其他想法。同时，市医院为其讲述"必要时，接受透析治疗，甚至选择肾移植手术"的时候，他理解成了"要换肾"，"我怎么换得起"。

患者遵照医嘱，运用中医药为主治疗1年多。这是我行医20多年来，接受中医药治疗疗程较长病案之一。在基层，好大比例村民常常这样认为，"中医药治病，药投方，一口汤，不投方，用船装"。这或多或少存在误区。对慢性疾病患者而言，须按照疗程规范治疗，并达到一定疗程后，才可获得明显临床疗效。

六、鼻渊良方：五味消毒汤

发表于 2012 年 5 月 18 日《中国中医药报》

五味消毒饮出自《医宗金鉴》，具有清热解毒、消散疔疮功效。由金银花、野菊花、蒲公英、紫花地丁、天葵子组成，内服外用都可。笔者用其为主治疗急性副鼻窦炎、慢性副鼻窦炎等属于中医"鼻渊"范畴的疾病，疗效满意。

基本方和用法

金银花 30 克，野菊花 20 克，蒲公英 20 克，紫花地丁 20 克，天葵子 15 克。水煎 2 次，混匀约 500ml，取 200ml 温热敷前额或鼻梁，早晚各 1 次。取 300ml 分 2 次早晚服用，日 1 剂。急性者 1 周为 1 疗程，用 1 ~ 2 疗程。慢性者 2 周为 1 疗程，用 2 ~ 4 疗程。

加减

胆腑郁热型加龙胆草 12 克、栀子 15 克；肺气虚弱型加人参 15 克、桔梗 10 克；脾虚夹湿型加白术 15 克、茯苓 15 克；气滞血瘀型加川芎 15 克、姜黄 10 克；肺经郁热型加辛夷花 10 克、黄芩 15 克；脾经湿热型加黄芩 10 克、白豆蔻 15 克。

病案举例

王某某，男，46 岁。1999 年 5 月 24 日初诊。患慢性副鼻窦炎 5 年余，有吸烟史 25 年，平素易感冒，鼻塞，流浊涕或脓涕或黏涕，量时多时少，嗅觉减退，头昏沉，前额是有胀痛感。曾到多家医院做头颅 CT 和 X 线检查，均诊断为"慢性上颌窦炎""鼻甲肥厚"等，疗效不佳。刻诊：除上述症状以外，伴有肢困疲倦，肤色暗，注意力不集中，脘腹胀满不适，小便时黄，舌红苔黄腻，脉濡数，双鼻甲肿大，有黄色分泌物黏附。西医诊断：慢性副鼻窦炎。中医诊断：鼻渊，辨证：脾经湿热。嘱其戒烟，少吃肥甘厚味之品。处方：金银花 30 克，野菊花 20 克，蒲公英 20 克，紫花地丁 20 克，天葵子 15 克，黄芩 15 克，白豆蔻 15 克，茯苓 15 克，甘草 3 克。水煎 2 次，混匀约 500ml，用 200ml 热敷前额，早晚各 1 次，每次敷半小时；取 300ml 早晚分 2 次饭后温服，日 1 剂。

7 剂后复诊，头昏沉、肢困疲倦明显减轻，余证如前，效不更方。再服 14 剂后症见：前额偶痛，鼻塞时作，流黏涕，精神大增，舌红苔黄，脉弦数，余证明显减轻，感觉不明显。原方去黄芩、白豆蔻、茯苓。服 14 剂后，诸证缓解，停热敷，适当调减剂量，随证加减共进 60 剂后，CT 复查，鼻甲肥厚消退，各副鼻窦未见明显疾病征象，临床痊愈。嘱坚持戒烟，避免肥甘厚味之品，随访 1 年，未见复发。

按：鼻渊是指鼻流涕不止的一种疾病。多由各种内外病因长期侵袭机体，导致邪毒滞留鼻窦肌膜致鼻流浊涕不止。该病的病机不管虚实，最终都会导致"毒"留不散。五味消毒饮是清热解毒平剂。方中五味药物，现代药理研究都具有抗菌、抗病毒作用。其中金银花《本草通玄》云"消痈解毒，补虚疗风"。野菊花《浙江中药手册》载"排脓解毒，消肿止痛"。蒲公英《滇南本草》云"敷诸疮肿毒"。紫花地丁《本草纲目》和《本经逢原》都载"治无名肿毒"。天葵子《本草通玄》载"达诸窍"。故既符合鼻渊病因病机，也符合鼻渊病位特点，是鼻渊良方。本例患者先表现为脾经湿热的症状，加黄芩、白豆蔻、茯苓以加强清热利湿功效，3 周后，湿邪祛除，只表现为鼻渊"毒"的症状，故去黄芩、白豆蔻、茯苓，只用具有"消毒""解毒"的五味消毒饮原方药味，加少量甘草以护胃，共奏良效。

【选载评议】

副鼻窦炎包括额窦炎、筛窦炎、上颌窦炎等。其中，额窦炎是最常见的慢性副鼻窦炎之一。

行医 20 多年来，我发现很多民众认为，副鼻窦炎是一个"养身病"，终生不能彻底治愈。然而，我观察治疗较大数据病例发现，中医药对副鼻窦炎有优势。特别是慢性副鼻窦炎，若能按疗程规范辨证论治，注重从浊毒着手辨证论治，疗效较为满意。

七、如何辨治老年习惯性便秘

发表在 2016 年第 8 期《基层医院·医师在线》杂志第 37－38 页

便秘是老年人的常见病、多发病，习惯性便秘指的是长期、反复的发生便秘，主要以老年人为高发人群。便秘既是一个症状，也是一个疾病。比如，因结肠或直肠疾病引发的便秘，则是症状；能排除其他疾病后依然便秘者，则是疾病。中医学称便秘是指大便秘结不通，排便时间延长，或欲大便而艰涩不畅的一种病证。包含了现代医学所称的习惯性便秘。

习惯性便秘又称功能性便秘，指的是每周排便少于 3 次，或经常感到排便困难。在基层，常见到老年患者经过多家医疗机构诊疗，排除器质性疾病后，表现为便秘反复发作的病例，甚至有患者表现为排便时间延长。如何诊治这样的病例，笔者就临证 20 年来诊治这类患者经验介绍如下，以兹同行参效。

详细询问病史，利于诊断准确

老年习惯性便秘患者病因有其他疾病导致，有单纯性便秘。基层医生面对老年习惯性便秘病例时，必须详细询问病史，若已经过其他医疗机构诊治的病例，要认真查看所有辅助检查结果，根据当前病情、病史以及它院辅助检查结论等，排除便秘属于其他疾病所导致。如属于初次以便秘就诊，更应该详细询问便秘情况，比如多少时间排便一次、排便时间多长、是否伴有便血等，在了解病史和病情中，若自己不能确诊的，须建议患者到其他科室，或到上级医疗机构排除其他疾病。只有详细了解病史，才能利于准确诊断，便于治疗。

分清寒热、虚实、气血、真假

老年习惯性便秘属于中医便秘范畴，多由肠道积热，或气机郁滞，或气血不足，或阴寒内生所致。根据病因病机以及临床表现，分为热秘、气秘、虚秘、冷秘等。但是，随着社会发展以及生活节奏改变等，一些老年习惯性便秘患者临床症状较为不明显，给医者辨证论治增添了"障碍"，临证医者要做到辨证准确，才能灵活选用方药治疗。

从笔者临证 20 多年的经验来看，可从以下方面对病人辨证论治。一辨虚实，病程短、初次治疗、身体结实、无其他基础疾病、很少服用药物者，多为实证；病程长、反复诊疗、身体虚羸、有其他基础疾病、反复运用药物者，多为虚证。二辨寒热，大便坚硬伴有面色淡白，时有畏寒、怕冷，腹中冷痛，舌苔白，脉沉细等者，多为寒证；大便干结伴有口干口苦，面红面赤，体胖结实，虚瘦却精神抖擞，舌红苔黄，脉滑数者，多为热证。三辨气血，蹲厕则喘气不安，或排便后汗流不止，或排便则神疲乏力、短气无力者，多为气虚之证；大便不畅或秘结，伴有头晕目眩，面色无华，心悸气短，唇干无润等者，多为血虚之证。四辨真假，老年习惯性便秘有真假之分，时时有便秘感，却久蹲不能解大便，或偶尔大便干结，或先干后润者，或多日不解大便却无腹胀满证者，多为假便秘；若有便意欲解便，否则难受，并能解除大便者，多为真便秘。

掌握证型，灵活选方用药

中医治疗疾病的优势在于因人而异、因病而异，临床医生可根据每个病人实际情况，辨证论治灵活选用方药。根据笔者多年临证经验，老年习惯性便秘可分为以下证型辨证论治：

肠道燥热，积热内阻型：嗜食肥甘、酒膏、辛辣，运动量少，大便干结，伴有尿黄赤短少，口干口苦口臭，甚至腹部胀

痛难受，舌红苔黄，脉滑数或脉滑涩。选用麻仁丸方加减，大黄 5 克，火麻仁 10 克，杏仁 6 克，白芍药 15 克，枳实 8 克，厚朴 12 克，生地黄 10 克，玄参 10 克，水煎服，每日 1 剂，饭后温服。症状缓解后，改用麻仁丸巩固治疗。

气机郁滞，通降失调型：情志不畅，忧心忡忡，思虑过度，或久坐少动，便秘时作，伴有腹胀痞满，嗳气，苔少，脉弦。选用六磨汤方加减，木香 10 克，乌药 10 克，枳实 10 克，大黄 5 克，柴胡 10 克，郁金 10 克，水煎服，每日 1 剂，饭后温服。并调畅情志，少食产气食物。缓解后，可选用开胸顺气丸调理。值得注意的是，六磨汤方中沉香价格昂贵，不宜于长期选用；槟榔曾被报道具有致癌风险，尽量避免用之。

气血不足，肠道失润型：便秘伴排便无力，心悸气短，肢体乏力，面色无华，以排便时间长为主，大便仅干不结，舌淡苔少，脉细数，或虚数。选用黄芪汤或补中益气汤或润肠汤等方加减，黄芪 20 克，党参 15 克，白术 15 克，当归 15 克，火麻仁 10 克，枳壳 10 克，大枣 10 克，水煎服，每日 1 剂，饭后温服。若以便秘伴气短无力为主者，加人参 10 克，炙甘草 10 克；以伴面色无华，头晕目眩为主者，加熟地黄 15 克，炒山楂 10 克。气血不足者，应该注意排除是否因其他疾病导致内出血而气血不足，比如，糜烂性胃炎和消化性溃疡等疾病。

脾肾阳虚，阴寒凝结型：便秘日久，大便艰涩难排除，伴有小便清长，畏寒怕冷，四肢冰冷，腰膝酸冷，舌淡苔白，脉沉迟。选用济川煎等方加减，肉苁蓉 15 克，牛膝 10 克，当归 15 克，肉桂 6 克，山茱萸 10 克，鹿衔草 10 克，水煎服，每日 1 剂，温服。该类便秘患者要注意节制性生活，避免接触生冷，注意保暖，女性患者要注意排除妇产科疾病，子宫、卵巢等病变容易加重阳气不足，肾阳虚弱。

　　浊膏过多，津液失调型：便秘伴体胖，食纳过多，小便量多，唇舌干燥，大便干结与燥结交替时作，舌体胖，舌苔厚腻，脉濡数。选用二陈汤方加减，茯苓 10 克，山楂 15 克，当归 15 克，火麻仁 15 克，桃仁 6 克，陈皮 10 克，丹参 10 克，制半夏 5 克，大黄 5 克，水煎服，每日 1 剂，温服。该类便秘患者，应减少高脂食物摄入。

　　假虚内实，气血失调型：便秘伴消瘦，精神抖擞，食纳如常，声音洪亮，排便时间延长与便干结交替时作，舌红苔白，脉细数有力。选用益气通便汤方加减，黄芪 10 克，火麻仁 10 克，当归 15 克，桃仁 5 克，枳壳 12 克，厚朴 10 克，炙甘草 5 克，水煎服，每日 1 剂，温服。本类病例特殊，稍不注意辨证，或可被外表"虚瘦"假象所惑，用过量补益之品，反加重病情，"病脉相符"是该证型的辨证所在。

调治同步，事半功倍

　　老年习惯性便秘很容易反复发作，特别是伴随着其他疾病而发。比如，外感发汗后，津液减少而引发便秘；消化不良致腹泻、呕吐，水津丢失而引发便秘等。所以，治疗过程中，调养不可或缺，饮食节制，合理膳食，多食蔬菜，少进干燥食物，适当增加运动量，调畅情志，少生闷气，按时做必要的健康检查等，利于该病康复，减少复发。

　　当出现大便艰涩难下时，可用肥皂水润滑肛门、开塞露等，排出大便后，要及时根据临床症状辨证论治，避免靠对症方法反复治疗，以免造成便秘更加严重。在注意食物和运动量等情况下，平时可选择药物调治。比如，番泻叶 10 克，火麻仁 10 克，开水浸泡后代茶服用；大黄 5 克，玄参 15 克，水煎服等。对素体虚弱者，克根据情况服用中成药调治，比如，脾肾阳虚者，可用六味地黄丸；气血不足者，可用补中益气丸、归脾丸等。

约会中医

作为基层医生，我们有充足时间了解病人详细病史，并观察其用药后效果，准确辨证论治、适时多方位调治、保持随访等，可起到事半功倍的效果，减少病人痛苦，提高临床疗效。

【选载评议】

对于老年人来说，习惯性便秘是一个极为难受的"哑病"，其病因较为复杂。与个体差异、气候环境、生活起居等有密切相关。特别常年患有基础疾病者，病因更为复杂，需要临床医生对患者病史全面搜集，细心采用抽丝剥茧方式，寻找出真正病因，进行针对性治疗，才能收到满意疗效。

我个人认为，老年习惯性便秘患者，若大便硬结在肛门极为难受者，要及时采取人工方法帮助排便，再根据病情辨证运用中医药治疗；若未出现大便硬结者，最好首选中医药调治。

八、薏苡仁应用举隅

薏苡仁，性微寒，味甘淡，归脾、胃、肺，经具有清热排脓、利水渗湿、健脾、除痹等功效。现代药理学研究证实，其具有抑菌、抗病毒、抗癌等功能，《本草纲目》载："薏苡仁能健脾益胃，补肺清热，祛风胜湿。炒饭食，治冷气。煎饮，利小便通淋。"

我行医以来，常重用薏苡仁治疗各种疾病，比如，副鼻窦炎、痢疾、脚湿气、黄褐斑等。相关经验文章分别发表在《中国中医药报》《中医杂志》《中国社区医师》《基层医院·医师在线》等刊物上。下面是部分刊物刊载原文。

（1）湿温邪郁肺卫证

发表于 2011 年第 11 期《中医杂志》第 1335 页

患者表现为头晕重，肢体困倦，脘腹不适，或脘腹饱胀，欲食无味，欲睡不能眠，舌苔腻或白腻或黄腻，脉濡或濡数。通过各种辅助检查，大多无异常，病程达半个月以上。此病属于中医湿温之邪郁卫分证，每逢春夏之交，阴雨绵绵，下田劳作或淋雨，感伤湿气易致。治法当以解表利湿。

药用：薏苡仁 100 克，藿香 10 克，紫苏叶 15 克，厚朴 15 克，甘草 5 克，水煎服，每日 1 剂，一般 5～10 剂可愈。

如治周某某，男，43 岁，以"头昏肢困，脘腹不适 2 周"就诊。2 周前，患者始头昏，乏力，食欲不振，脘腹不适，时有饱胀感，到当地医院做血常规、胃镜、胸部 X 线片等检查，均未见异常。在当地村医处给予静脉滴注"能量合剂"3 日，未见明显好转。诊见：头昏重，脘腹饱胀，四肢困倦，口淡无味，舌苔厚腻，脉濡。诊断：湿温，辨证：邪郁卫分证。处方：薏苡仁 100 克，藿香 10 克，紫苏叶 15 克，厚朴 15 克，白豆蔻 10 克，甘草 5 克，水煎服，每日 1 剂。3 剂后，脘腹饱胀，四肢困倦明显减轻，1 周后，诸证悉除而愈。

（2）热淋

发表于 2011 年第 11 期《中医杂志》第 1335 页

夏季，人们出行易遭受阳光暴晒，表现为皮肤干燥，小便短少，甚至灼痛，多经休息，多饮水，自然而愈。若晒时间较长，或补水不足，或暴饮冰冷，或小便频数，或腹痛便秘，或舌苔厚腻，脉濡数。此病属于中医"淋证"范畴，治当以清热利湿，泻热通淋。

药用：薏苡仁 120 克，瞿麦 20 克，通草 5 克，水煎服，每日 1 剂，饭后温服，连服 2～5 剂。若出行前，先吃一碗薏苡仁粥（薏苡仁 100 克，粳米 50 克，陈皮 5 克，煮粥，待冷服之），或出行回家，吃一碗薏苡仁粥，可预防此病症。

如治黄某某，男 32 岁，因中午在烈日下骑自行车 2 个多小时，致尿道灼痛，小便短少、色黄，口干，轻微恶心，舌苔厚腻，脉滑数。中医诊断：淋证，辨证：膀胱湿热。处方：薏苡仁 120 克，瞿麦 20 克，通草 5 克，水煎服，每日 1 剂。2 剂后诸证悉除。

（3）黄褐斑

发表于 2011 年第 11 期《中医杂志》第 1335 页

天气炎热，人体皮肤易出现黑斑，尤其是月经不调妇女，表现颜面皮肤褐色斑片，多呈蝴蝶状，夏日阳光照晒易加重。中医认为，其多由肝郁气结，肝肾阴虚，脾虚湿蕴，气滞血瘀等引起。每遇阳光暴晒加重者，多为脾虚湿蕴。

药用：薏苡仁 100 克，茯苓 10 克，百合 10 克，甘草 6

克。水煎服，每日1剂。另用薏苡仁100克，开水浸泡至冷，用其水浸敷颜面皮肤，每日1剂，分3~4次浸敷。轻者用3~7日，重者用1个月。

如治陈某某，女，38岁，两颊及额部起淡褐色蝴蝶状斑团5年，每遇月经来潮及阳光暴晒后色斑加重，经多家医院通过血液化验等检查，均未见异常。诊见：时有神疲肢困感，经色淡，带下量多，舌淡，苔白，脉濡。西医诊断：黄褐斑，中医辨证为脾虚湿蕴证。处方：薏苡仁100克，茯苓10克，白术15克，百合10克，砂仁10克。水煎服，每日1剂。另用薏苡仁100克，百合10克，开水浸泡半小时，待冷用其水浸敷颜面，每日1剂，分3次浸敷。治疗2周后，斑团肤色渐退，治疗1个月后，肤色恢复如常。嘱常用薏苡仁和百合泡水服用或浸敷，随访2年，未见复发。

（4）脚湿气

发表于2011年第11期《中医杂志》第1335页

脚湿气相当于西医"脚癣"，夏天易发，甚至起水泡，糜烂成疮。

方法：薏苡仁200克，半枝莲20克，白鲜皮20克，藿香15克，水煎2次混匀，分2~3次浸泡，每日1剂，连用1~2周。大多1周后可愈，此病易反复发作，平时用薏苡仁200克，开水浸泡半个小时后，待冷浸泡脚掌，预防复发。

如治刘某，男，25岁，患脚湿气5年，每年夏天发作，表现为双脚趾间潮湿，局部皮肤发白，奇痒，搔抓则流血水疼痛，自购足光散、珊瑚癣净、复方酮康唑软膏、克霉唑软膏等治疗，缓解不愈。用薏苡仁200克，半枝莲20克，白鲜皮20克，藿香15克，黄柏20克，水煎2次混匀，早晚浸泡。每日1剂，连用2周，脱皮而愈。每年夏天刚至，每天用薏苡仁

100 克，泡水服用 1 周，并时用薏苡仁 200 克，水煎浸泡双脚，随访 3 年，未见复发。

（5）薏苡仁为主治疗慢性副鼻窦炎

发表于 2011 年第 9 期《中医杂志》第 795 页

薏苡仁具有利水渗湿，健脾，除痹，清热排脓之功，笔者用其为主治疗慢性鼻窦炎，收效佳，举例如下：

例1：患者，男，49 岁。自诉鼻塞流涕时作时缓 3 年余，伴头昏痛，前额尤甚，乏力，食欲欠佳 1 年余。查：双鼻腔黏膜充血，下鼻甲肥大。鼻窦 X 线摄片示：鼻窦密度增高。舌质红，苔黄，脉滑数。西医诊断：慢性鼻窦炎。中医诊断：鼻渊，辨证为风热阻窍。治以清热解毒，利湿开窍。处方：薏苡仁 100 克，辛夷花 15 克，野菊花 20 克，白芷 15 克，甘草 6 克，水煎温服，每日 1 剂。服 6 剂后，鼻塞好转，头昏痛减轻，余证如前，续上方连服 15 剂后，诸证悉除。鼻窦 X 线摄片示窦眶阴影基本消失，随访 1 年未见复发。

例2：患者，女，56 岁。反复头昏，头重，鼻塞，嗅觉减退 5 年，加重伴肢体困倦，食欲不佳 1 月余。诊见：双鼻腔黏膜充血，鼻甲肥厚，鼻腔分泌物增多，X 线摄片示：双额窦模糊。体胖，舌质红，苔黄腻，脉濡。西医诊断：慢性额窦炎。中医诊断：鼻渊，辨证为脾经湿热。治以清热利湿为主。处方：薏苡仁 120 克，猪苓 10 克，白豆蔻 10 克，野菊花 20 克，大腹毛 10 克，水煎服，每日 1 剂。服 10 剂后，头昏痛明显减轻，食欲增加，去白豆蔻、大腹毛，加辛夷花 15 克，连翘 15 克，连服 30 剂后，诸证除而愈。随访 2 年未见复发。

慢性鼻窦炎中医认为多因邪毒滞留鼻窦肌膜而致，治当以祛邪毒为主。久病多虚，然鼻浮以脾虚为主，故用大剂量薏苡仁起清热、健脾、渗湿、解毒功效，是慢性鼻窦炎之良药。

（6）流行性感冒

发表于 2015 年 3 月 6 日《中国中医药报》

流行性感冒是临床最常见的传染病，《诸病源候论·时气病诸候》就指出，"春时应暖而反寒，夏时应热而反冷，秋时应凉而反热，冬时应寒而反温"，四时之气失常，非时之气夹时行病毒而伤人，易引发流行性感冒，中医分型分别有风寒型、风热型、暑湿型，笔者所立方用于后两型比较适宜。

方法：薏苡仁（成人 30 ～ 50 克，6—18 岁 15 ～ 30 克，2—6 岁 10 ～ 20 克），金银花 10 ～ 20 克，连翘 5 ～ 15 克，芦根 10 ～ 20 克，菊花 5 ～ 20 克，甘草 3 ～ 10 克，水煎服，每日 1 剂，温服。

如治项某某，男，25 岁。患者以"发热，鼻塞流涕，全身酸痛 1 周"就诊。患者 1 周前因气候骤变，始有恶寒发热，全身酸痛，鼻塞时作，流涕，头痛，乏力。自行到药店购买感冒灵颗粒、抗病毒颗粒治疗，未见明显好转，前来就诊。诊见：发热（T 38.0 摄氏度），全身酸痛，头痛，神疲乏力，鼻塞时作，流涕，轻微咳嗽，口渴，咽痒，纳差，咽喉壁充血，舌红苔薄黄，脉濡数。西医诊断：流行性感冒。中医诊断：感冒，辨证：风热夹湿。处方：薏苡仁 30 克，金银花 20 克，连翘 15 克，芦根 20 克，菊花 20 克，牛蒡子 10 克，板蓝根 10 克，甘草 8 克，水煎服，每日 1 剂，温服。3 剂后，体温正常，乏力、纳差如前，余证缓解，原方薏苡仁加重为 50 克，加白术 15 克，余药及量不变，再服 4 剂后，诸证除而愈。

（7）流行性腮腺炎

发表于 2015 年 3 月 6 日《中国中医药报》

流行性腮腺炎是儿童常见传染病，属于中医的"痄腮"

范畴，大多患儿以腮腺肿大为主要体征。

方法：薏苡仁 30 克，夏枯草 15 克，玄参 15 克，连翘 10 克，天花粉 10 克，黄芩 10 克，甘草 5 克，水煎服，每日 1 剂，饭后温服。

如治王某某，男，8 岁。患儿以"两侧腮腺肿大疼痛 2 周"就诊。3 周前，患儿有与腮腺炎病患儿接触。2 周前始有发热，食欲不振，双侧腮腺逐渐肿大伴疼痛，遂到当地卫生院诊治（具体治疗不详），3 天后，热退，食欲增加，腮腺肿大不退来诊。刻诊：T 36.8 摄氏度，双侧腮腺肿大，质韧有弹性，触痛，肿块色如常，舌淡红，苔黄腻，脉弦数。西医诊断：流行性腮腺炎。中医诊断：痄腮，辨证：痰热毒型。处方：薏苡仁 30 克，夏枯草 15 克，玄参 15 克，连翘 10 克，天花粉 10 克，黄芩 10 克，郁金 10 克，牡丹皮 10 克，甘草 5 克，水煎服，每日 1 剂，饭后温服。3 剂后，腮腺肿块逐渐消退，触痛明显减轻，连服 7 剂后，肿块消退如常，临床痊愈。

（8）慢性细菌性痢疾

发表于 2015 年 3 月 6 日《中国中医药报》

慢性细菌性痢疾属于中医"休息痢"范畴，多由急性细菌性痢疾治疗不善而致。

方法：薏苡仁 40 克，白术 15 克，黄连 10 克，木香 10 克，甘草 6 克，水煎服，每日 1 剂，温服。

如治杨某某，女，44 岁。患者以"临厕腹痛，大便黏液 3 周"就诊。患者于 4 周前在公共场所就餐，误食不洁食物，始有腹痛，腹泻，恶心，开始大便稀如水样，后转为黏液血便，肛门坠胀，里急后重，每日近 10 次，速到当地卫生院治疗（具体诊断治疗不详），3 天后，腹痛减轻，腹泻次数减少，恶心止，自行出院，购买多酶片、呋喃唑酮等治疗，逐渐转为腹痛则解少量黏液便，每日 3 至 5 次，经久不愈，前来就诊。诊见：T 37.0℃，消瘦，面容憔悴，痛泻，每日 4 次左右，偶有少量黏液血便、腹痛里急，纳差，神疲乏力，腹部无明显压痛、反跳痛，舌淡苔白腻，脉濡数。西医诊断：慢性细菌性痢疾。中医诊断：痢疾，辨证：休息痢。处方：薏苡仁 40 克，白术 15 克，黄连 10 克，木香 10 克，人参 10 克，甘草 6 克，水煎服，每日 1 剂，温服。禁食油腻。5 剂后，黏液血便、腹痛里急消失，守此方加减治疗 2 周后，体重增加，诸证悉除而愈。

【选载评议】

用单味中药治病方法，中医称之为"单方"。我自行医以来，致力于探寻单方治病方法、疗效等。其中，单味中药配伍不同药物治疗相关疾病，是我临床以来一直在探寻的方法。薏苡仁为主配伍其他药物，或大剂量单味薏苡仁治病，确实有较为理想的临床疗效。

不过，多数民众不完全知道，临床医生所发表文章中的诊疗方法、处方等，主要是提供给同行参效的，并非让读者自行选择治疗的方法。所以，几乎所有刊载处方的刊物中都有这样的提醒，"本报（刊）所刊处方，请在正规医师指导下使用"。当然，读者若觉得自己病情与文章中所指病案相似，可将其提供给相应的临床医生，在临床医生指导下选择使用。

我行医 20 多年来，总结了一些单味中药以及药对治病方法，临床疗效较为理想。比如，单味玄参治疗前列腺炎、内外结合使用青黛疗效佳、山楂当归"好药对"治疗诸疾等。

第七章　七嘴八舌谈中医药

一、读中医易，读懂中医难

发表在 2012 年 5 月 10 日《中国中医药报》

中医应该了解"中"，读懂"中"，重视"中"，才能更好地学习和运用中医学。

首先要了解"中"

中者中国之意。中医是祖国医学，广义的中医学包括多民族医学，比如汉族医学、苗族医学、藏族医学、回族医学等，狭义的中医学指的是汉族医学，也是人们常说的中医。

中者中和之意。和是中医的核心内容，阴阳五行是中医学的最实质内容，不管是生理，还是病理都离不开阴阳五行的相互依偎、相互变化，如《老子》就说："万物负阴而抱阳"。也就是说，人类生命始终在"阴平阳秘，精神乃治；阴阳离决，精气乃绝"的基础上，成为大自然万物之一。在治疗上同样离不开"损其有余，补其不足"的"和阴阳"理论。

中者中目的也。达到目的就是有效之意，中医学最讲究"用疗效说话"。疗效分远期疗效和近期疗效，中医学在"远期疗效"方面有独特的理论体系，就是"治未病体系"，这或许是中医学传承几千年不衰的原因之一。也是其他医学体系不能与中医学相比的地方。故在老百姓心中早有"中医治根"之说。

中者和谐之意。中医学是医学、文化等的结合体。其主导思想就是"天人合一，整体观念，辨证论治"，所治疗的对象不是病，而是患了病的人，即"病、人同治"。"医者父母心""站在病人内心所想"等就是中医学在长期实践过程中形成的服务理念，"药好不如心好"概括了医者的德术大于技术，故有"治病不用药"的美谈。始终保持和谐心态为病人，为行业，为国家，为人民是中医学的最高境界。

其次要读懂"中"

当真正了解中医"中"的含义后，就不会再有"中医是技术"这样的单纯理解。中医学是贯穿在整个宇宙间的自然规律、生命科学、人文艺术、人与自然生存等多方面的结合体。中医人要读懂这"中"的含义及其价值，才能更好地为病人服务，为人类服务，同样也是为自己服务。

中医学有"学中医容易，学懂中医难；读中医容易，读懂中医难；用中医容易，用好中医难；看中医容易，看好中医难"的行业特殊性。不了解中医，就读不懂中医。要读懂中医，笔者认为要从以下方面着手。

第一，要知道读"中"的本质是什么？"知其然才能知其所以然"，连本质都是盲目的，必然不会有好的结果。"中"的本质是"调理阴阳平衡"，使自然界"少病"、人类"少病"、患者"病轻"，这就是"但愿世人都无病，哪怕药柜起灰尘"的最高中医境界。所以防病是中医"中"的最大目标。

第二，要弄清为什么要读"中"？犹如近代中医学家张锡纯说，"人生有大愿力，而后有大建树。学医者，为身家温饱则愿力小，为济世活人计则愿力大"。如果读"中"是为了"身家温饱"而当作"手艺"来学读，大凡"没有必要"。正

约会中医

如一位英国学者说的那样，"把医学作为一种技术来掌握是非人道的。医生不应该是一个普通的技术员，而必须是经过严格培训的科学家"。

若一定要用"付出与回报相等恒"来读中医、学中医、用中医，都是"非人道的"。笔者认为，一个中医的最高境界是"奉献"，其回报自然是"但愿世人都无病"。

当具备了"奉献"的精神"家底"，了解中医"中"的含义，读懂中医就不再是什么难事了。

最后要重视"中"

中医的最大法宝就是其"简、便、效、廉"。然有的中医却不重视这四点，"中医大处方"，动辄十几味、二十几味中药的方剂，似乎相信"多多益善"，其实未必。

比如汪昂就有这样的名句，"古人立方，分量多而药味寡，譬如劲兵，专走一路，则足以破垒擒王矣。后世无前人之朗识，分量减而药味渐多，譬犹广设功围，以庶几于一遇也。然品类太繁，功治必杂，能无宜于此，而不宜于彼者乎"？这就是历代中医学家都有"用经方"而闻名的缘故。犹如老百姓总结的那样，"药对方，一口汤；不对方，用船装"。

实践是检验真理的唯一标准，疗效能衡量辨证用方的正确与否。这个疗效不是单纯的"目前有效"，而是要具备患者易于使用、价格相对便宜、"远期疗效"明显等条件。

还有，"能中不西""能经（方）不大（方）""能短（疗程）不长（疗程）""能简（单）不繁（杂）"等也是真正重视中医的表现。

所以，真正了解了中医"中"的含义，并且认真读懂其含义的内涵，然后重视运用其内涵的"精辟"，才能学好中医，更好地运用中医为患者服务。

二、师承之路可以走得更宽

发表在 2014 年 1 月 22 日《健康报》

学中医易，学好中医难；读中医易，读懂中医难；传承中医易，传承好中医难。这是中医学的特点。然而，在中医院校"校承"过程中，往往忽视了中医传承的最佳模式是理论与临床实践相结合。面对当代名老中医日渐减少的局面，怎样才能让中医师承之"魂"延续不断呢？

指导老师放宽权限

2006 年 12 月 21 日，当时的卫生部颁布《传统医学师承和确有专长人员医师资格考核考试办法》（以下简称《师承办法》）。该《师承办法》规定师承人员的指导老师应当同时具备下列条件：1. 具有中医类别的中医或者民族医专业执业医师资格。2. 从事中医或者民族医临床工作 15 年以上，或者具有中医或者民族医副主任医师以上专业技术职务任职资格。3. 有丰富的临床经验和独特的技术专长。4. 遵纪守法，恪守职业道德，信誉良好。5. 在医疗机构中坚持临床实践，能够完成教学任务。

其中的"同时具备以下条件"限制了师承带教中医师的资格。笔者认为，应该适当放宽师承指导老师的准入标准。只要通过考试取得中医执业医师资格者，达到一定的从事中医的年限，并善于学习和传承的中医师，都可以而且应该成为师承指导老师，而不应该受职称限制。因为当前中医师职称制度尚不完善，造成一些民营医院、个体诊所中医师没有评审职称资格，而他们确实有较好的带教资质，准入条件的限制使他们被排除在外。

· 175 ·

师承人员宽进严出

《师承办法》第七条规定，师承人员应当具有高中以上文化程度或者具有同等学历，并连续跟师学习满 3 年。笔者认为，师承人员应该放宽到所有医务人员，特别是愿意学习中医的临床医生（包括西医生）；同时，还应鼓励具有世代相传中医家庭的子女，让他们可以从初中就参加师承学习。

当师承人员放宽后，就要对参加师承中医执业（助理）医师资格考试加以严管，避免那些没有学到真中医知识的人混进中医队伍。比如，达不到多大年龄和多少学习时间不能参加考试，初考只准参加执业助理中医师资格考试，合格者须 5 年后才能参加执业医师资格考试。这样既可及早发现中医苗子，又可以避免苗子中途"变异"。

此外，应鼓励师承执业助理医师长期与指导老师形成帮教关系，直到依法取得中医执业医师资格满 5 年，可以独立从事中医诊疗活动为止。这样，至少让每一位师承中医人员单独从事中医临证活动之前有 10 年左右的学习时间，更利于中医规范化发展。

三、中西医科学结合方显优势

发表在 2015 年 7 月 15 日《中国中医药报》

据笔者观察，"中西医结合"的概念在很多老百姓心中仍是"中医＋西医＝中西医结合"，即"中药＋西药""化验＋中医师""输液打针＋吃中药"。笔者认为，中西医结合是以现代医学等现代科学知识及手段来继承和发展中医药，中西医学相互补充、取长补短，诊治疾病的医学形式；是将传统的中医中药知识和方法与西医西药的知识和方法结合起来，在提高临床疗效的基础上，阐明机理进而获得新的医学认识的一种途径。具体说来如下：

一是结合现代医学手段发展中医药。比如运用现代医学注射液的生产工艺生产出中药注射剂，柴胡注射液、清开灵注射液、板蓝根注射液等就是典型；运用现代医学手段来提高中医药的疗效，如针灸治疗仪、牵引床等等；运用现代医学方法来认识中医药，比如中药生物离子研究等，屠呦呦团队研究的青蒿素就是典型的运用现代医学研究方法来研究中药疗效的例子；运用现代医学研究方法来探索中医药，比如用生物医学、化学、物理学的手段去探索中医经络原理、中药有效成分等。

二是运用中医知识去补充现代医学的不足。这是目前中西医结合的趋势所在。在现代医学认为束手无策的疾病面前，中医药往往可以发挥作用。比如香港凤凰卫视主持人刘海若在英国被现代医学顶尖专家认为"只差抬进火葬场"，被北京宣武医院神经外科主任凌锋教授大胆接回国后，通过中医针灸、中药灌肠等疗法结合现代医学诊疗手段，把刘海若重新送到了电视台主持人的位置。

约会中医

西医往往是以"打破砂锅问到底"为目标的医学模式，有时会局限在"临床缓解，延长患者寿命，提高生存质量"的治疗目的上，至今还有很多"病因不明了"的疾病。"病因不明了"，必然治疗就手足无措。犹如中医所称的"不明脏腑气血，开口动手别错"。

在这方面，中医药可以弥补其不足，"非典"肆虐，人感染高致病性禽流感流行时，中医药为现代医学提供了很多帮助。这些都是中医药的神秘之处，只不过她还不能像现代医学那样在短时间内说出一个让众人都能听得懂的"子午卯酉"。

三是共同发展，为人类健康服务。这是中西医结合的大势所趋。若是没有中医药，完全依靠现代医学，还有很多病人将"诊断明确，却无治疗方法"。同时中医药没有现代科技的辅助，很多疾病也无法早发现、早诊断、早治疗。既有现代医学，又有中医学，人们对健康才有更多的选择。

"中西医结合"不是机械的结合，必须寄托在医学科学基础上，分别用现代医学的先进性去弥补中医学的不足，用中医学的取类比象思维及整体观念、辨证论治来解决现代医学不能解决的问题。"中西医结合"必须通过规范的中医辨证论治和规范的现代医学知识来分析、取长补短，才能真正起到应有的疗效，否则会适得其反。比如网友提到的"Vc银翘片"，它是通过无数次临床试验和中药、西药成分对比试验等后，在安全系数比较高的情况下才允许生产，并投入临床应用的。又如，传统膏药遇上现代化生产模式，膏药的疗效大大提高、成本大幅降低，这也是老百姓最需要的"中西医结合"。

若是我们简单把"中医＋西医""中药＋西药"就叫"中西医结合"的话，这种"结合"容易带来很多灾难，比如西药与中药的化学成分是否会发生毒性反应，疗效不能明确是谁的"功劳"，浪费药物资源，增加药品耐药等等。

　　从某种角度来说，中西医确实不能"结合"，因为他们的研究方向不同。所谓结合只不过是一种"取长补短"的结合，只有对方无法完全完成"任务"时，另一方的"结合"才能有其明显的价值。

　　故笔者认为，不能盲目"中西医结合"，更不能轻信"中西医结合"，最最不能擅自"中西医结合"，否则其危害也一定是"1 + 1 ＞ 2"。

四、多讲讲中医药创新故事

发表在 2015 年 8 月 27 日《中国医药报》

近日，笔者在《四川中医药》上阅读到一篇题为"新药研制是我们的第一项任务"的文章，我为四川省中医药科学院研究员邓文龙，文章围绕"穿琥宁注射液"的来龙去脉故事展开。

文章介绍，1969 年，四川中医药科学院进行了钩端螺旋体病防治研究。1970 年，穿心莲成为该院药学学科研究所的重点项目之一，药物化验室分离了穿心莲甲、乙、丙、丁素。1973 年，该研究所经过药理实验后发现，穿心莲丁素对钩端螺旋体病效果最好，同年 10 月，结束对钩端螺旋体病的实验。11 月四川省蒲江县发生大面积流感流行，该研究所将穿心莲甲、乙、丙、丁素纳入流感临床验证研究，结果发现穿心莲丁素效果最佳。1974 年，该研究所对穿心莲丁素的结构改造，6 月份再次用于钩端螺旋体病例，发现"穿心莲丁素琥珀酸半酯"效果最佳，这个注射液就是今天有名的"穿琥宁注射液"。后来，该研究所陆续研发了"穿琥宁冻干粉针注射液"等。

说句心里话，作为一名中医医师，深知医师队伍少有人知道这些药品的来龙去脉。比如清开灵注射液（颗粒、软胶囊等），有多少临床医生知道它来自中医药名方安宫牛黄丸呢？再如 2011 年 9 月 13 日，获得拉斯克奖的青蒿素发现者屠呦呦，就是凭借晋代葛洪《肘后方》中记载的"用青蒿一握，加水二升，捣汁服"的中医启示，历经 191 次不懈努力，终于获得成功，这又有多少中医临床医生了解呢？

　　所以，我们应该多讲讲中医药的"变身"故事，让更多人了解中医药如何对现代社会和人类做出贡献。犹如四川省中医药科学院研究员邓文龙在文章中所说："现在，新药研究极其困难，原因很多。但不论如何，这仍然是我们最主要的第一位任务，我们必须认真坚持。万万不能等到10年、20年，甚至50年或100年以后，人们还是吃现有的一成不变的中药，而却无创新中药的发展。"药品研究人员想方设法"变身"中医药，那是对中医药事业的负责和创新，对人类健康的奉献和付出。如果我们对这些中医药"变身"故事冷漠以对，不仅仅是对研究人员们不尊敬，更是对中医药行业的不重视。

　　中医是传统文化和经验医学的结晶，不管是新药的开发和研究，还是传统中医药的发展，脱离传统文化都是不全面的，这其中就包括讲述这些中医药"变身"故事。譬如"穿琥宁注射液"的主要原料穿心莲具有清热解毒，凉血，消肿等功效，可用于感冒发热，咽喉肿痛，口舌生疮，顿咳劳嗽，泄泻痢疾，热淋涩痛，痈肿疮疡，毒蛇咬伤等。借助传统中医药功效等讲述其"变身"新药故事，有助于医疗行业正确了解中医，更有助于民众了解真实的中医药研发出来的"新药"的前世今生，促进更好地运用和发展中医药。

五、辨证论治不是滥用中药的理由

发表在 2017 年 9 月 7 日《医药经济报》

网络平台上常有网友咨询这个问题，"一般开中药一个方是多少味药比较正常？"有位网友说，为他诊病的中医所开方子共有 19 味中药，对此，他有些疑惑，"怎么一个普通的病需要这么多药物"？

处方中药非一个人做主

按照《处方管理办法》规定，每张中药处方最好不超过16 味中药。中医的最大魅力实际上是经方，"一味丹参饮，功同四物汤"就是典型的经方歌句之一。经方才能最大限度体现出中医简、便、效、廉，药味寡，功效佳。

中医师们亦经常热议这个话题。有的认为，"用药如用兵，君臣佐使组成药方，经方派药少，时方派药多。病情复杂者药物多；冬季养生的膏方可达 20 味以上；药方的核心是辨证论治。煎煮时间由病情而定，解表药武火短煎，滋补药文火长煎；石膏等先煎，薄荷等后下，辛夷等包煎；水一般淹过药面 1~2 指；以药方的大小评判医生的水平有失偏颇，疗效是关键"。有的认为，"根据病情而定，法无定法，不好一概而论，我个人 3 味药也开过，19 味药也开过"。

从发言的中医师之观点来看，他们不约而同地认为，中医处方的药味多少不重要，重要的是正确运用辨证论治方法开出的处方和患者服用后"用疗效说话"。在中医行业，很多中医师的观点都认为辨证论治正确、有效的处方就是好处方。殊不知，医学本身具有未知性，中医学同样如此，也就是说，有效的不一定辨证正确，正确的不一定有效。

病人服用医师所开的方药后有效，是辨证正确，还是药物本身的功效起作用？这个问题应该不是单纯地用辨证论治就能回答的。比如，那些不懂中医的临床医生为什么开中成药、中药处方也会治好病呢？他们真正知道辨证论治是怎么回事吗？

所以，用辨证论治来掩盖滥用"大处方"、滥用中药的行为不可取。这是较为典型的自欺欺人式中医发展模式。别说19味中药，100多味中药的处方都有，比如膏方、药酒、丸剂等，这些只不过是极少数特殊病情需要而已。《处方管理办法》中明确规定，这种情况不是临床医师一个人能"做主"开的处方，必须得到上一级医师的审核。

经方魅力在简、便、效、廉

中医最大的魅力也是经方。中医史上，曾有很多"单方一味气死名医"的案例，老百姓同样有"有效不在药物多"的客观认识。著名中医学家汪昂就有这样一段名句，"古人立方，分量多而药味寡，譬如劲兵，专走一路，则足以破垒擒王矣。后世无前人之朗识，分量减而药味渐多，譬犹广设攻围，以庶几于一遇也。然品类太繁，功治必杂，能无宜于此，而无宜与彼者乎"？要让经方真正的发挥疗效，前提是规范、正确的辨证论治。

中医能为国人健康服务几千年不衰的最大法宝是简、便、效、廉。不知何时，滥用"大方"、滥用中药行为遍地开花。把辨证论治作为借口来掩饰滥用"大处方"、中药的模式不是发展中医，而是地地道道的挖掘中医发展之后路，主张"大处方"好处的行为更该歇歇了。《中医药法》已颁布实施，相关配套法律法规已陆续出台，希望以中医辨证论治为借口的滥用"大方"和中药现象得到有效控制，还中医药一个正常的发展空间。

第八章　看中医需了解事项

一、简言短语说中医

1. 我们常说的中医是什么？

中医是指中国传统医学的总称，包括汉族医药学和少数民族医药学。

我们常说的中医指的是汉族医药。它包括中药、针灸、推拿、按摩、拔罐、刮痧、砭石、气功、食疗等。本书所称中医指汉族医学。

中医学是一门经过几千年中医药人总结再总结的学科。

2. 中医药治病原理是什么？

中医学以阴阳五行为理论基础，不管哪种治疗方法都是为了调整阴阳平衡。比如，实热过重则用寒凉药物，寒气过重则用温热药物，"少了"就补之，"多了"就泻之，就是为了使人体"寒（阴）热（阳）平衡"。再比如，经络不通导致局部疼痛，则用按摩、推拿、药物、针灸、拔罐等疏通经络，促使"塞（阴）通（阳）平衡"而病愈。

3. 中医的精髓是什么？

中医的精髓是辨证论治。比如，感冒导致咳嗽，就得通过四诊（望、闻、问、切）获得的信息区别患者咳嗽属于风寒，还是风热，或者风燥，甚至气虚等，并非一种药、一个方就能对所有病有效。相反，辨证错了，反而会引起病情加重，比如风寒咳嗽，用了风热咳嗽的药物，就会导致患者"寒邪过重"，病情加重。

4. 中医的最高境界是什么？

中医的最高境界不是治好病，而是让人类少生病、迟生病、晚生病，或者说让病了的人，少得重病。也就是说，中医的主导思想是"治未病"。包括没病时预防疾病发生、生病时预防疾病加重、康复时预防疾病复发。"治未病"思想涵盖中药、针灸、推拿、按摩、食疗、三伏贴等。

5. 普通人如何才能看好中医？

对看中医而言，很多人追求的是"名"，出名的中医、口口相传的中医、民间名中医等。但是，有人却感觉这样不能看好中医，为什么呢？一是多数人遵循"听人家说，好"，没真正了解所看中医真实水平；二是病人对自己疾病了解不透彻，不知不觉"盲从"看中医。

普通百姓看中医，要学会评估自己病情。病情轻微者，最好先了解周围民众口碑中"好中医"有哪些，然后选择有相关备案手续者；病情稍重者，最好先咨询当地医生，看看自己的病需选择哪个科室医生，然后通过网络查询相关科室医生特长，选择相应的医生看中医。

6. 为啥总会有"神医"出现?

　　我国农村地区，一直以来不缺"神医"，这个"神医"萧条了，那个"神医"开始兴旺了。这是为啥呢? 一方面，民众对正规中医药常识和疾病诊疗常识了解不透彻，认为"好中医是了解所有疾病，能从脉相上反映出来的医生"，一些"神医"便有意无意满足民众需求。另一方面，正规医生不敢向民众做出任何关于疗效的保证，哪怕是被民众认为简单不过的感冒病，而"神医"不但能保证，还能夸夸其谈地让民众感觉很放心。

　　最主要的问题是，民众信任了"神医"的诊断，则花钱购买"神医"的药，当中的猫腻，有多少普通民众知道呢?

7. 为啥有人服用中药后病情反而加重?

　　服用中药后病情加重，最常见有以下几种现象。

　　一种是，患者对中药的某种成分过敏，服用者自己不知道，服用后发生过反应，如皮疹等。这种情况最容易被服用者理解为病情加重，实际上是发生了相应的不良反应。比如，服用中药后，出现全身荨麻疹等。

　　一种是，患者病情本身比较复杂，服用中药过程中，出现了并发症，或其他基础疾病加重，从而出现像是病情加重的表象。比如，在服用治疗副鼻窦炎中药时，患者本身的糜烂性胃炎发作，从而出现像是服用中药后引起胃痛、恶心等。

　　一种是，患者在服用中药时，擅自服用其他药物，与所服用中药发生不良反应，从而有加重的假象。比如，服用中药期间，擅自服用阿托品类药物，出现阿托品样中毒反应。

一种是，患者服用中药期间，吃了与所服中药相冲的食品。比如，服用含有人参、党参类中药时，大量食用萝卜，降低了人参、党参的药效发挥，从而出现临床疗效较差，很容易被误解为病情加重。

8. 正规中医长什么样?

晋代著名哲学家杨泉在其《物理论》中说过这样一段话，"夫医者，非仁爱不可托也，非聪明达理不可任也，非廉洁淳良不可信也"。

也就是说，老百姓看中医时，要先看医者是否具备这三点。

一是"仁爱"，只有真正关心病人，急病人之所急，用一颗仁爱之心行医，才不把诊疗、用药当作发财、获利的便捷工具，毕竟绝大多数病人对医学是"隔行如隔山"，将医者之话当"圣旨"。

二是"达理"，医者有崇高智慧，才能在千千万万形形色色个体病人中识辨疾病真伪，用"一人一方"个体化辨证论治，最大化让病人在诊疗中获得实惠，能不吃药的不开药，能少吃药的不多开药，能小处方治疗。

三是"淳良"，临床上，常常有这种现象发生，同样疾病，同样临床表现和诊疗过程等的病人，在不同的医生处就诊，诊疗费用差别极大。如何让病人花较少的钱，身体获得最大化的健康，没有淳良心的医者很难做到。

医者不同时具备这三点，不可托、不可任、不可信。

近代著名医家张锡纯在其《医学衷中参西录》自序中有这样一段名句，"人生有大愿力，而后有大建树。……故学医者，为身家温饱计则愿力小，为济世活人计则愿力大"。

约会中医

从古代到现代，中医行业公认的良医为，有仁爱之心，愿力之智，普济众生。犹如孙思邈在其《大医精诚》中所说，"大医治病，当安神定志，无欲无求，先发大慈恻隐之心，誓愿普救含灵之苦"。

明代裴一中在《言医·序》中说，"学不贯古今，识不通天才，才不近仙，心不近佛者，宁耕田织布取衣食耳，断不可做医以误世!"佛者，慈爱为怀，普济众生，仙者，才智出众，技艺超群。

二、抛锚看中医实例

1. 到三甲医院就诊，被"医托"诱骗到其他地方看中医

一名 60 多岁常年患有慢性病妇女，儿子送她到市级三甲医院诊察。母子二人来到医院旁边的旅馆后，被"医托"盯上。一名穿着时尚的女子突然出现在母子面前，以同学称谓与儿子搭讪，儿子一眼识破女子是骗子，因为在他的记忆力，根本没这所谓的同学。

可是，母亲认为自己儿子"高傲"，执意与女子搭讪。最终，被女子花言巧语诱骗到一家所谓军队医院退休"老中医"处诊疗，"老中医"给予开了差不多 3000 元的中药。幸亏儿子早已识破骗子，无奈配合母亲"被骗"一回。

最终，儿子谎称没带钱，花 100 多元假装购买 1 剂中药后才脱身。

2. 到县城看中医，被坐堂医灌输"秘密武器"

一名 70 岁老人患高血压 10 余年，因反复出现头晕 1 个月，儿子带她到县医院诊疗。经过各项检查后，诊断为原发性高血压。其余未见明显疾病征兆。县医院医生建议她到对面的一家药店购买盐酸贝拉普利片回去治疗。她来到药店，药店推介她请店内坐堂医瞧瞧，结果被坐堂医"查出"很多病，建议用中药治疗。

经过一番花言巧语后，她被药店的"秘密武器"迷惑了，硬要儿子付钱为其购买接近 1000 元的中药回去治疗。临走时，坐堂医再次叮嘱她，"千万别将县医院的检查单拿给别人看，

记着回去复诊"。

3. 到民间看中医，被"神医"牵着鼻子走

一名 70 岁左右村民一直未婚，独自一人生活，不知何时起，村民开始流传他能治病，逐渐前去请他看病的人多了起来。

一名 45 岁左右农村妇女前去就诊，他为患者"摸脉"，大概 1 小时左右，他的"脉诊"才结束。"他不问病，拿到你（病人）的手，像在打瞌睡似的，差不多 1 小时过后，他说我这儿有病，那儿有病，然后就开单子，抓了药给我"。这名妇女说，"他说，我的病比较复杂，只能一副药一副药地开来吃，要我一副药吃一周，吃完了回去复查，至少要复查 10 次"。

就这样，这名妇女被"神医"牵着鼻子复诊了 5 次，"看了 5 次过后，还是效果不好，我就没去了。不知咋的，还是有很多人说，请他看了，疗效比较好……"

4. 到省外看中医，被医生下"套"

一名 50 岁男子通过网络平台挂了一名省外名中医的专家号。仅挂号费就 1000 元。他交钱后按时前去就诊。当他来到医生诊室发现，给予诊疗的人是网上的那个人，而医院不是那家医院。

医生称，他所在地为自己的诊室，而网上资料是他在单位时的信息。这名男子迷迷糊糊花了差不多万元，才算把这次记忆深刻的"省外看中医"看完。犹如他回来所说，"简直被那个医生下了套"！

三、看中医注意事项

1. 向你保证百分百有效的中医要谨慎

医学本质上还存在很多不确定性因素，任何医生都不敢保证百分百有效。一旦医生向你保证百分百有疗效时，就得提高警惕，可能遇上了伪中医。

2. 任何疾病都选择昂贵药治疗要提防

对中医来说，最大的疗效是辨证论治，并非贵药，"对病对证才是好药"。看中医时，一旦遇上任何疾病都选择昂贵药品的医生，要留心。

3. 开口便说"你的病很严重"要留心

病情的严重程度是个相对概念，表象看很轻微的疾病，稍有不慎会成为要命的病；相反，看似很严重的病，经过规范治疗，有时会立即转危为安。看中医时，医生开口便说"你病情很严重"时，要善于自我分析，警惕不知不觉被"病情严重"陷入大量花钱看病陷阱中。

4. 任何病人都用"大袋中药"要注意

中医有大方和经方之说，大方多指药味比较多的处方，这种处方适用于久治不愈的慢性疾病、突然比较严重的疾病等。一般疾病都得遵循"能不吃药的不吃药，能少吃药的不多吃药""能食疗不用药疗，能少用药不多用药""能用经方（药味少），不用复方（药味多）"原则。

5. 来路不明中医要认真辨别

特别是农村地区、城市郊区，常常忽然有"送上门"来的中医。遇上这种中医，要认真识辨，以防假中医、真伤身。

6. 号称"神医"者一定要小心

从中医学角度来说，医疗行业没有真正的"神医"，所谓"神医"都存在有包装可能，比如对学历、资格、获奖、就诊人数、疗效等进行虚假包装，以让不明真相患者误以为"神医"真的因为医术了得而神奇。

7. 别向医生隐瞒自己病情

脉诊仅是中医"四诊"中的一项，准确诊断必须靠"四诊合参"，就是医生通过望、闻、问、切（脉诊）了解到的信息，综合分析的结论。一旦患者向医生隐瞒病情，很容易导致医生"四诊"内容采集不准确、不详尽，从而影响整个辨证论治过程和疗效。

8. 不要用测试方法去看中医

自己不相信的中医最好别去看，若选择要去看，千万别采取测试方法去看中医。用测试方法去"体验"看中医，很容易导致自己莫名其妙自讨苦吃。

9. 遵医嘱用药，如实反映用药情况

任何医生都不是神仙，不可能了解人体疾病所有情况；任

何药物（包括中药）都可能有不良反应，经过专业学习的医生才能识别用药后的反应情况轻重缓急。

10. 正确查询了解医生方法

输入"国家卫生健康委员会"网上搜索，进入官方网站——中华人民共和国国家卫生健康委员会，在页面上找到"服务"栏中的"数据查询"窗口，进入"医卫人员"中的"执业医师"，点击进入输入相关信息查询。或者通过手机关注国家卫生健康委员会官微——"健康中国"（微信号：jkzg–nhfpc），进入主页左下方的"查询平台"进行查询。

11. 了解《中国公民健康素养66条》

相关内容网上搜索则可了解。千万别盲目吃药，盲目就医。药吃进去过一定时间就吐不出来了，药被打针、输液进入身体同样吐不出来。是药三分毒，身体对药品承载能力是有限的。滥用药物、盲目就医等，实际是对自己健康不负责的表现。从某种角度来说，了解《中国公民健康素养66条》是正确就医和对自己乃至家人身体健康负责的一种体现。

12. 普通民众值得了解的药品常识

曾有一对年轻夫妇，将小儿氨酚黄那敏颗粒说明书上的1至3岁服用半包至1包，理解为1岁以内吃半包，然后跟自己3月大孩子每次服用半包，每天服用3次，连续服用3天后，孩子汗出不止……

曾有一名年轻妈妈听信药店推荐，擅自给1岁的孩子超量服用琥乙红霉素颗粒（每次125毫克，每天3次）、利巴韦林

约会中医

颗粒（每次 100 毫克，每天 3 次）、氨溴索口服液（每次 10 毫升，每天 3 次）等药物……

为此，建议人们了解下面这些药品基本常识：

（1）了解外包装上的"国药准字"标识。如国药准字 H52020604、国药准字 Z45021036 等。其中，"国药准字"后面的这个子母代表不同类型的药品。H 代表化学药品，Z 代表中成药，S 代表生物制品，B 代表保健药品，T 代表体外化学诊断试剂，F 代表药用辅料，J 代表进口分包装药品。

（2）是否有【OTC】标识。药品外包装上有 OTC 标识表示为非处方药，没有 OTC 标识为处方药（必须凭医师处方使用）。OTC 标识有两个颜色，红色 OTC 为甲类非处方药（在医师或药师指导下使用），绿色 OTC 为乙类非处方药（患者自己遵照说明书使用）。

（3）自己购买药品使用时，先认真阅读说明书，若不懂的，先咨询正规医师或药师后，再使用药物。特别是 1 岁以下孩子和高龄老人，切记盲目用药。

（4）一天之内，尽量不要运用超过 5 种以上药物，确需要的，先咨询正规医师。

（5）国药准字 H 的药物或国药准字 Z 的药物，尽可能避免同时服用，最好相隔半小时甚至 1 小时以上。

（6）切记想当然盲目乱用抗生素、激素类药物，这些药物被乱用、滥用后的远期危害比较大。

（7）药品不同于普通商品，并非价格越贵，疗效越好，更不是包装越漂亮，疗效越好。药品疗效取决于两点，一点是药品质量保证，二点是运用对症对病。

四、普通民众应当具备的中医素养

从事中医临证近30年来，见识了很多民众相信并接受来路不明中医诊疗现象，甚至有人一次次地相信来自不同道的"神医"后，人财两空。尤其是近些年来，随着交通、通讯工具的便捷，一些地方出现了"神医"聚集、结队千里迢迢外出请"神医"等现象。一直在为民众普及这方面的知识和常识，受时间、空间影响，总有太多人听不进去，或听不明白，反反复复为"神医"提供市场。

为此，根据多年临证经验，总结这个普通民众有必要具备的"中医素养"，希望能帮助更多民众在看中医路上不迷茫，在中医健康养生路上不彷徨。

基本知识

1. 中医药是中国传统医药学的总称，包括各民族医药学。

2. 我们常说的中医，指的是汉族医药。字面上的中医，包括中医行业和中医人员。

3. 中医基本理论基础是天人合一和整体观念。

4. 中医精髓是辨证论治，优秀中医医德与医术并举。

5. 中医治病原理是根据阴阳五行等理论，辨证调整人体机体平衡。

6. 中医最高境界是让世人少生病、晚生病、病早愈、活更好。

7. 中医防病治病优势是简、便、效、验，能不用药不用，能用单方不用复方，能少剂量不用大剂量。

8. 中医包含内容广泛，如中药、针灸、推拿、保健、按摩、刮痧、拔罐、养生、食疗、美容、砭石、火疗等。

約会中医

9. 中医药防病治病得遵照中医药基本理论辨证防治，才能获得近期和远期理想疗效。

10. 运用中药治病是中医最常见方法。

机构常识

11. 提供中医诊疗服务机构包括医疗机构和健康养老服务机构等，均须获得机构执业许可，并在诊疗科目栏有中医科、针灸科、中医康复科等。

12. 提供中医诊疗服务机构与销售中医药产品药店、超市等有明显区别。

13. 看中医既要看医疗机构，又要看医生诊疗科目。

14. 养成网上查询医疗机构习惯，走好中医就诊第一步。

医生识辨

15. 识辨医生是看好中医关键步骤。

16. 所有提供中医诊疗服务医生，在国家卫生健康网页及其微信平台医生查询窗口上能查询到。

17. 中医诊病当望、闻、问、切"四诊合参"，经验丰富的医生，或可省略少许问诊内容。

18. 了解中医是看好中医必不可少的环节，盲目看中医、服中药，对身体健康亦有害。

19. 看病时间比较短（一般疾病5分钟以内）的医生，要提防；初次看病开大方、推荐用很多药物和昂贵药物的医生，要注意。

20. 正规中医不会对疗效"打包票"，人体机能每时每刻都在变化中，谁都不敢保证任何人身体下一秒会发生什么。

21. 学会识辨他人介绍的好医生，特别是"送上门"来的医生，理论和诊疗经验丰富的中医，不会有充足时间与患者周旋。

22. 中医最佳疗效来自医生辨证论治过程，以及病人病情情况等。

23. "神医"有褒义和贬义之别，褒义"神医"是对优秀中医诊疗技术的肯定，法律角度不允许用"神医"这个词汇；贬义"神医"是对虚假中医的称谓，他们专攻民众对中医药行业和疾病康复知识了解甚少这个弱点。

24. 民间中医不等于在民间行医的人。

25. 评价中医仅以病人多少和疗效来定论是不够的。

26. 盲目信任来路不明中医，是拿自己生命安全和钱包去做赌注。

药物知识

27. 中药本身具有治病作用，某些药物患者自己使用也能获得临床疗效，比如，生姜防治风寒感冒等，这正是冒牌中医"能看好病"根源所在。

28. 中药包括中药材、中药饮片、中成药（中药注射剂等）、中药配方颗粒等。

29. 中药制剂批准文号为国药准字 Z，中成药外包装上没有 OTC 标识为处方药，标有 OTC 标识为非处方药。

30. 中药饮片、中药配方颗粒等为处方药，须凭医师处方销售和使用。

31. 所有中药和含中药成分药品，都得遵照中医基本理论使用，才会收获最大临床疗效。

32. 盲目使用中药及其相关产品，风险很高，毕竟药品就是药，是药三分毒。

33. 食药两用中药除了用于治病外，可用于健康保健、慢性病调理等，若有明显临床症状，最好请医生诊疗。

34. 书本和报纸、杂志等出版物以及微信公众号、微博等网络平台刊登的处方、用药等，是提供给行业人员参考和探讨的，勿擅自使用；确有必要用者，在正规医生指导下运用。

35. 一切未经医生签名的处方，都属于不合格处方，勿盲目"照方用药"。

36. 任何中药、中成药等药品都会有不良反应发生可能，无非比例大小而已。

37. 药品疗效不在于价格高低和外表是否华丽，而在于对症对病对人。

38. 任何时候用药都应先认真看说明书、医嘱等，吞下去的药难吐出来，错用一次药，就有一次失去生命风险。

39. 孕妇、婴幼儿、高龄等人群，用药必须三思而后行。

40. 60周岁以上人群，年龄越大，用药量应当越小。

41. 含有毒性成分、十八反、十九畏等药品，必须严密观察用药，勿擅自使用。

42. 中药与西药同时混合使用，风险倍增。

43. 未经炮制的野生中药材有杂质，甚至有毒成分，盲目使用有风险。

44. 治病用药时，药量根据病情而定，不全是药量越大，药味越多，疗效越好，所谓"药不投方，用船装"。

45. 药品真假主要不在于外包装，而在于成分真实、符合相关标准。

46. 正确用药，对自己负责，对家人负责。

养生保健

47. 健康养生保健惠于一生，越早越好。

48. 健康养生保健内容广泛，包括饮食起居、情志活动、有氧运动、规范就诊等。

49. 一切以中医药为主的健康养生保健服务，都得遵照中医药基础理论，规范操作，循序渐进，持之以恒。

50. 参与健康养生保健要记住，不必要用药就必须远离药，用药就是诊疗，必须在专业医生或药师的指导下用。

51. 在诊疗疾病期间，健康养生保健，需征求主诊医生意见。

52. 在医生指导下开展健康养生保健，事半功倍。

53. 非医药专业人员开展的健康养生保健，勿盲目效仿。

综合信息

54. 用现代医学理论论证中医，存在很多未知东西；用中医理论"钻牛角尖"去对话现代医学，等同于自己走进死胡同。

55. 人类在医学面前有很多未知东西，现代医学与传统医学并肩作战、和谐共处，人类受益更多。

56. 身体一旦需要看医生，便是人生可能结束的旅行，无非比例大小而已，比如，药物严重过敏导致休克甚至不治、诊疗过程中突发意外等，哪怕仅有百万分之一，我国十多亿人口，也有上千人可能遭遇不幸。这不是医生的错，也不是病人之错，而是医学属性。

57. 从中医药发展数千年历史来看，病人与医生"心连心"，才能克制病魔。

58. 全社会尊重中医，全人类都将受益。

59. 发展好中医药，造福百姓健康，还人类传统医学灵魂。

60. 为热爱并从事中医药服务者鼓与呼，等同于为自己和家人健康鼓与呼。